Navneet Kaur Sehgal
Divya saxena Harjit kaur Gaurav

Laser de díodo para tecidos moles - Adjuvante da terapia periodontal não cirúrgica

Navneet Kaur Sehgal
Divya saxena Harjit kaur Gaurav

Laser de díodo para tecidos moles - Adjuvante da terapia periodontal não cirúrgica

ScienciaScripts

Imprint

Cover image: www.ingimage.com

This book is a translation from the original published under ISBN 978-620-2-08064-4.

Publisher:
Sciencia Scripts
is a trademark of
Dodo Books Indian Ocean Ltd. and OmniScriptum S.R.L publishing group

120 High Road, East Finchley, London, N2 9ED, United Kingdom
Str. Armeneasca 28/1, office 1, Chisinau MD-2012, Republic of Moldova, Europe
Printed at: see last page
ISBN: 978-620-8-01747-7

ÍNDICE DE CONTEÚDOS

1. INTRODUÇÃO

A periodontite crónica é a forma mais comum de doença periodontal destrutiva em adultos, que pode ocorrer numa vasta gama de idades. Trata-se de uma resposta inflamatória crónica à acumulação de placa microbiana e de cálculo na superfície radicular do dente, o que leva à rutura dos tecidos periodontais circundantes[19] .

O objetivo da terapia periodontal é eliminar os factores microbianos causadores, quer através do desbridamento mecânico que consiste na destartarização e no alisamento radicular, quer através de meios químicos ou da combinação de ambos os métodos, sendo estas as modalidades de tratamento mais comuns e mais praticadas.

A destartarização e o alisamento radicular podem resultar numa mudança moderada e temporária na composição da flora microbiana, particularmente em bolsas profundas, onde as bactérias periodontopáticas podem persistir mesmo após o procedimento. Isto deve-se à sua invasão nas células epiteliais gengivais e no tecido conjuntivo subepitelial, e à sua elevada afinidade pelo epitélio crevicular e pelos túbulos dentinários[58] .

Para ultrapassar esta limitação da terapia mecânica, têm sido utilizados vários agentes antimicrobianos, administrados por enxaguamento, irrigação, administração sistémica e dispositivos locais, com diferentes graus de sucesso. A terapêutica anti-infecciosa sistémica e local pode reduzir o desafio bacteriano para o periodonto. Os agentes antimicrobianos locais têm aplicações mais vastas, uma vez que causam menos efeitos secundários, mas a dificuldade de manter concentrações terapêuticas de antimicrobianos na cavidade oral e a perturbação da microflora oral são os problemas associados à utilização destes agentes[18] .

A relação entre a medicina dentária e o laser tem origem num artigo publicado em **1985 por Myers e Myers** que descrevia a remoção in vivo de cáries dentárias utilizando um laser oftálmico Nd:YAG modificado[15] . No ano de **1989, Myers TD**[50] et al sugeriram que o Nd:YAG poderia ser utilizado para cirurgia dos tecidos moles orais, o que acabou por conduzir à atual relação entre os lasers e a periodontia clínica[15] .De acordo com **Moritz A et al (1998),** a utilização de lasers tem sido recomendada como tratamento alternativo ou adjuvante da terapia periodontal tradicional[49] . Os lasers, acrónimo de amplificação da luz por emissão estimulada de radiação, são designados de acordo com o seu meio ativo. Desde então, têm sido utilizados em periodontia vários lasers diferentes, tais como CO_2, Nd: YAG, ER: YAG, Cr:YSGG, etc. Mais recentemente, o laser de díodo (GaAlAs) tem sido utilizado no tratamento da periodontite crónica[24] . Uma das vantagens dos lasers de díodo em comparação com outros sistemas laser, que é imediatamente visível a olho nu, é o seu tamanho. O desenvolvimento de células de díodos com microestruturas capazes de emitir luz laser reduziu drasticamente o volume dos sistemas laser.

O laser de díodo é bem absorvido pela melanina, hemoglobina e outros cromóforos. Tem como alvo específico os tecidos não saudáveis. A energia do laser é transmitida através de uma fibra fina que pode penetrar facilmente nas bolsas periodontais profundas para produzir os seus efeitos terapêuticos através da transferência de energia electromagnética. A energia da luz interage com o meio alvo de quatro formas, ou seja, transmissão, reflexão, dispersão e absorção[54] .

A caraterística mais importante do laser de díodo é o comprimento de onda, uma vez que o comprimento de onda determina a forma como a luz laser irá interagir com o tecido alvo[78] . O laser de díodo com um comprimento de onda entre 655 nm e 980 nm é capaz de acelerar a cicatrização de feridas, promover a angiogénese, aumentar a libertação de factores de crescimento e evitar a ablação da superfície radicular[78] . Tem um efeito bactericida e ajuda a reduzir a inflamação nas bolsas periodontais[31] . Este efeito pode ser atribuído à redução da contagem de bactérias patogénicas, tais como *Aggregatibacteractinomycetemcomitans, Prevotellaintermedia* e *Porphyromonasgingivalis*, através de efeitos térmicos e fotodisruptivos que são responsáveis pela inativação de endotoxinas bacterianas no cemento[31,49] .

Para além disso, o laser de díodo tem um efeito de curetagem e bioestimulante. Este elimina o epitélio sulcular infetado de uma forma total e completa do que os métodos convencionais de tratamento, sem qualquer tipo de dano ao tecido conjuntivo subjacente e reduzindo a carga bacteriana, que penetra facilmente no epitélio sulcular[18] . De acordo com **Bach G et al (2009)** a combinação da terapia laser com os procedimentos convencionais conseguiu uma descontaminação mais eficaz da bolsa, com uma recolonização mais lenta do que nos locais tratados apenas mecanicamente, este fenómeno pode ser atribuído à formação de coágulos na bolsa que actuariam como um selo para a mesma[4] . No entanto, alguns estudos não encontraram qualquer benefício adicional nas modalidades de tratamento não cirúrgico utilizando o laser de díodo[78] .

Assim, o objetivo do presente estudo foi **avaliar e comparar a eficácia do laser de díodo (940nm) como adjuvante da terapia periodontal não cirúrgica no tratamento de pacientes com periodontite crónica.**

2. FINALIDADE E OBJECTIVOS

AIM

O objetivo do presente estudo foi avaliar e comparar os efeitos da destartarização e alisamento radicular com e sem a utilização do laser de díodo na periodontite crónica.

OBJECTIVOS

1. Avaliar as alterações nos parâmetros clínicos **(profundidade da bolsa de sondagem, índice gengival, nível de fixação relativo)** após **6 semanas e 3 meses** de destartarização e alisamento radicular (SRP).
2. Avaliar as alterações nos parâmetros clínicos **(Profundidade da bolsa de sondagem, Índice gengival, Nível de fixação relativa) após 6 semanas e 3 meses de** terapia combinada consistindo em **SRP e Laser de Diodo.**

3. REVISÃO DA LITERATURA

Badersten A et al (1981)[6] investigaram os eventos de cicatrização após terapia periodontal não cirúrgica em pacientes com bolsas periodontais com 4-7 mm de profundidade. Incisivos, cúspides e pré-molares de 15 pacientes foram tratados com controlo de placa, desbridamento supra-gengival e sub-gengival utilizando instrumentos manuais ou ultra-sónicos numa abordagem de boca dividida. Os resultados foram avaliados através do registo dos índices de placa, hemorragia à sondagem, profundidade da bolsa à sondagem e níveis de fixação à sondagem. Todos estes parâmetros foram melhorados durante o resto do período de observação de 13 meses. Os resultados mostraram que não havia diferenças na comparação da instrumentação manual e ultra-sónica por dois operadores diferentes. Inicialmente, um total de 106 locais demonstraram uma profundidade de bolsa de sondagem maior ou igual a 6 mm. Aos 13 meses, apenas foram observados 13 sítios deste tipo e os resultados foram aparentemente bem sucedidos para o tratamento conservador de pacientes com bolsas de 4-7 mm de profundidade.

Israel M et al (1997)[34] realizaram um estudo para comparar as alterações morfológicas nas superfícies radiculares dos dentes tratados in vitro por raspagem e alisamento radicular seguidos de irradiação com laser Er:YAG utilizando arrefecimento da superfície ar/água e os lasers CO_2 e Nd:YAG, com e sem arrefecimento da superfície. A unidade experimental consistiu em 42 dentes recém-extraídos que foram divididos igual e aleatoriamente nos seguintes 7 grupos de tratamento: controlo sem tratamento, SRP apenas, laser de CO_2 com e sem arrefecimento da superfície ar/água e laser de Er:YAG com arrefecimento da superfície ar/água. Os espécimes tratados com irradiação laser de CO_2 foram submetidos a densidades de energia que variaram entre 100 e 400 J/cm^2 , os tratados com Nd:YAG entre 286 e 1857 J/cm^2 , e o Er:YAG foi utilizado numa gama de 20 a 120 J/cm^2 . Os resultados do estudo sugeriram que a utilização dos lasers de CO_2 ou Nd:YAG, com ou sem refrigeração da superfície ar/água, para a terapia da superfície radicular está contra-indicada na terapia de regeneração periodontal, uma vez que alteram a superfície radicular de forma indesejável. O laser Er:YAG, utilizado com refrigerante de superfície ar/água, pareceu ter potencial suficiente para causar modificações na superfície radicular.

Moritz A et al (1998)[49] efectuaram um estudo para examinar os efeitos a longo prazo da terapia com laser de díodo nas bolsas periodontais no que diz respeito às suas capacidades bactericidas e à melhoria das condições periodontais. O estudo incluiu cinquenta pacientes que foram divididos aleatoriamente em dois grupos: o grupo do laser (instruções de higiene oral + destartarização e alisamento radicular + laser de díodo) e o grupo de controlo recebeu o mesmo tratamento, mas em vez da terapia com laser foi pedido aos pacientes que enxaguassem com peróxido de hidrogénio. Os parâmetros clínicos, ou seja, o índice de hemorragia papilar (PBI) e o índice de placa, de acordo com Quigley e Hein, e a profundidade da bolsa à sondagem (PPD) foram registados no início e após seis meses. Da mesma forma, foram recolhidas amostras microbianas. A contagem bacteriana total, bem como bactérias específicas, tais como Actinobacillusactinomycetemcomitans, Prevotellaintermedia e

Porphyromonasgingivalis foram avaliadas semiquantitativamente. Os resultados mostraram que a redução bacteriana com a terapia laser de díodo foi significativamente melhor do que no grupo de controlo. A profundidade das bolsas foi mais reduzida no grupo do laser do que no grupo de controlo. O estudo concluiu que o laser de díodo revela um efeito bactericida e ajuda a reduzir a inflamação nas bolsas periodontais, para além da destartarização, e apoia a cicatrização das bolsas periodontais através da eliminação das bactérias.

Kardum MI et al (2001)[36] avaliaram os efeitos da destartarização e do alisamento radicular nos parâmetros clínicos e microbiológicos em 28 pacientes com periodontite crónica e agressiva. Os parâmetros clínicos, incluindo a placa bacteriana, a hemorragia gengival, a profundidade da bolsa e o nível de inserção, foram medidos antes e 3 meses após a destartarização e o alisamento radicular. As amostras microbiológicas retiradas das bolsas periodontais antes e depois da terapia foram analisadas pela técnica PCR para a presença de espécies patogénicas. Concluíram que a destartarização e o alisamento radicular foram eficazes na obtenção de melhorias clínicas e microbiológicas, diminuindo a prevalência de agentes patogénicos responsáveis pela progressão da doença.

Kreisler M et al (2001)[40] efectuaram um estudo in-vitro para avaliar o efeito da irradiação com laser de díodo na taxa de fixação das células do ligamento periodontal. Espécimes de raízes obtidas de dentes periodontalmente doentes foram raspadas e aplainadas e divididas em grupo tratado com laser e grupo de controlo. O tempo de irradiação no grupo tratado com laser foi de 20 segundos com uma potência de 1W. As células do ligamento periodontal foram obtidas a partir de ligamentos de terceiros molares humanos e cultivadas. A análise microbiológica revelou uma maior densidade celular no grupo tratado com laser (66 células/mm^2) em comparação com 63,7 células/mm^2 no grupo de controlo, mas a diferença não foi significativa (p=0,347). Foi encontrada uma diferença significativa entre um tempo de incubação de 24 e 72 horas em termos de um número de células mais elevado no grupo com lased. Um tempo de incubação superior a 72 horas não resultou numa densidade celular significativamente mais elevada. Concluíram que a aplicação do laser de díodo para a descontaminação de bolsas não facilitou nem influenciou negativamente a fixação de novas células.

Theodoro LH et al (2003)[74] realizaram uma análise morfológica e térmica para avaliar o efeito da irradiação com laser de Er:YAG e diodo na superfície radicular. Os dentes foram divididos em: Grupo A: laser Er:YAG; Grupo B: laser de diodo, 810 nm/1,0 W/0,05 ms/30 segundos; Grupo C: laser de diodo, 810 nm/1,4 W/0,05 ms/30 segundos. A análise térmica revelou uma temperatura média de - 2,2±1,5°C no grupo do laser de Er:YAG, enquanto nos grupos do laser de díodo, as temperaturas foram de 1,6±0,8°C a 1,0 W e 3,3±1,0°C a 1,4 W, respetivamente. As micrografias electrónicas revelaram que não houve alterações morfológicas significativas entre os grupos, embora os espécimes fossem mais irregulares no grupo do laser de Er:YAG. Concluiu-se que a aplicação dos lasers de Er:YAG e de díodo, nos parâmetros utilizados, não induziu temperaturas pulpares elevadas, enquanto as irregularidades da superfície radicular foram mais pronunciadas após a irradiação com um laser de Er:YAG do que com um laser de díodo.

Yazami HEI et al (2004)[77] compararam a eficácia do tratamento de bolsas periodontais através da terapia periodontal inicial isolada ou da terapia laser Nd:YAP associada. Foram selecionados vinte e dois pacientes saudáveis que sofriam de periodontite crónica generalizada, 10 dos quais foram tratados com terapia periodontal não cirúrgica e 12 com uma combinação de terapia periodontal não cirúrgica e laser de Nd:YAP utilizando uma fibra ótica. Os parâmetros clínicos registados durante este estudo foram: hemorragia à sondagem (BOP), índice de placa (PI), profundidade da bolsa periodontal (PPD), recessão gengival (GR) e perda de inserção clínica (CAL). O resultado do estudo mostrou que a profundidade média das bolsas periodontais foi significativamente reduzida no grupo de teste após 3 e 6 meses em relação ao grupo de controlo. O estudo concluiu que o tratamento adjuvante com laser Nd:YAP durante a fase inicial da terapia periodontal não cirúrgica proporciona melhores resultados clínicos do que os obtidos apenas com a terapia periodontal não cirúrgica.

Kreisler M et al (2005)[41] efectuaram um estudo para examinar a eficácia clínica da aplicação do laser de díodo semicondutor como adjuvante da destartarização e alisamento radicular convencionais. Foram incluídos vinte e dois pacientes saudáveis com necessidade de tratamento periodontal, com pelo menos quatro dentes em todos os quadrantes. Todos eles foram submetidos a um tratamento periodontal convencional, incluindo destartarização e alisamento radicular. Utilizando um desenho de boca dividida, dois quadrantes escolhidos aleatoriamente foram subsequentemente tratados com um laser de díodo de 809 nm operado a uma potência de 1,0 Watt utilizando uma fibra ótica de 0,6 mm. Os dentes nos quadrantes de controlo foram lavados com soro fisiológico. O resultado clínico foi avaliado através do índice de placa (IP), índice gengival (IG), hemorragia à sondagem (BOP), taxa de fluxo de fluido do sulco (SFFR), perioteste (PT), profundidade da bolsa de sondagem (PPD) e perda de inserção clínica (CAL) no início e 3 meses após o tratamento. Os resultados revelaram uma redução significativamente maior da mobilidade dentária, PPD e CAL nos dentes tratados com laser. Foi encontrado um ganho de inserção de 23 mm em 24% dos dentes no grupo do laser e 18% no grupo de controlo. Não foram detectadas diferenças significativas entre os grupos no PI, GI, BOP e SFFR. O estudo concluiu que a aplicação do laser de díodo no tratamento da periodontite inflamatória é um procedimento clínico seguro e pode ser recomendado como adjuvante da destartarização e alisamento radicular convencionais.

Castro GL et al (2006)[13] realizaram um estudo para descrever os efeitos in *vivo* da raspagem e aplainamento radicular associados à irradiação com laser de diodo 980 nm em superfícies radiculares periodontalmente doentes.Dentes com raízes únicas e dentes com raízes múltiplas considerados para extração devido a doença periodontal grave foram incluídos no estudo. Para a investigação ao microscópio de luz, foi utilizada uma técnica de incorporação de resina para cortar os dentes não descalcificados em secções transversais de 3O-цт-thick e corados. Os seguintes parâmetros foram registados por um examinador cego: detritos remanescentes, morfologia da superfície da raiz e efeitos colaterais térmicos. Os resultados mostraram que as superfícies radiculares instrumentadas com instrumentos manuais e laser de diodo in vivodid não mostraram alterações de superfície detectáveis. Não se registaram sinais de efeitos secundários térmicos em nenhum dos dentes tratados. O estudo concluiu que o laser de díodo pode ser utilizado como adjuvante da destartarização e alisamento radicular sem danificar o cemento.

Haypek P et al (2006)[31] analisaram a interação entre o laser de díodo de alta potência e a superfície da raiz dentária. Vinte e um dentes com uma única raiz foram divididos em 3 grupos experimentais: grupo I - superfícies radiculares tratadas por raspagem e aplainamento radicular (SRP) seguido de irradiação com laser de díodo de alta potência em modo de impulso fechado, grupo II - incluiu superfícies radiculares que foram tratadas por SRP seguido de irradiação em modo de onda contínua, grupo III - onde as superfícies radiculares foram tratadas por SRP utilizando curetas gracey. Foram analisadas a variação de temperatura, a morfologia da superfície radicular, a análise da adesão e a proliferação de fibroblastos cultivados nas superfícies radiculares. O estudo concluiu que o uso do laser de diodo de alta potência para o condicionamento da superfície radicular é termicamente seguro e causa alterações morfológicas superficiais semelhantes, independentemente do modo de irradiação utilizado, e não prejudica a adesão e o crescimento celular nas superfícies radiculares.

Schwarz F et al (2006)[62] apresentaram um estudo para avaliar os efeitos da radiação laser Er:YAG controlada por fluorescência, de um dispositivo ultrassónico ou de instrumentos manuais em superfícies radiculares periodontalmente doentes in vivo. Setenta e dois pacientes foram aleatoriamente tratados in vivo por um único curso de instrumentação subgengival utilizando um laser Er:YAG ou um sistema ultrassónico vetor™ (VUS) ou instrumentos manuais (SRP). Os dentes não tratados serviram de controlo. As áreas de cálculo subgengival residual (CSR) e a profundidade das alterações da superfície radicular foram avaliadas histo/morfometricamente. Os resultados revelaram que as áreas de cálculo subgengival residual eram significativamente mais baixas do que as do SRP. O VUS apresentou áreas de CSR significativamente mais baixas do que o SRP e o Er:YAG. Os espécimes tratados com SRP revelaram danos conspícuos na superfície da raiz, enquanto os espécimes tratados com Er:YAG e VUS exibiram um aspeto homogéneo e suave. O estudo concluiu que o ER:YAG e o VUS permitiram uma remoção mais eficaz do cálculo subgengival e uma preservação previsível da superfície radicular em comparação com o SRP.

Theorodo LH et al (2006)[75] realizaram um estudo para avaliar o efeito do Er:YAG e do laser de díodo na adesão de componentes sanguíneos e na morfologia das superfícies radiculares irradiadas. Foram obtidas 100 amostras de dentes humanos. Estas foram previamente aplainadas e raspadas com instrumentos manuais e divididas em cinco grupos de 20 amostras cada: G1 (grupo controle) - ausência de tratamento; G2 - laser de Er:YAG (7,6 J/cm2); G3 - laser de Er:YAG (12,9 J/cm2); G4 - laser de diodo (90 J/cm2) e G5 - laser de diodo (108 J/cm2). Após estes tratamentos, 10 amostras de cada grupo receberam um tecido sanguíneo e as restantes 10 não. Os resultados do estudo não mostraram diferenças significativas entre o grupo de controlo e os grupos tratados com Er:YAG. A radiação laser de díodo foi menos eficaz do que o grupo de controlo e a radiação laser

Er:YAG. O estudo concluiu que o laser de Er:YAG não interferiu na adesão dos componentes sanguíneos, mas causou mais alterações na superfície da raiz, enquanto o laser de díodo inibiu a adesão.

Caruso U et al (2008)[12] compararam a eficácia do laser de díodo como terapia adjuvante da destartarização e alisamento radicular (SRP) com a da SRP isolada para o tratamento periodontal não cirúrgico em pacientes com periodontite crónica. Treze pacientes com periodontite crónica foram tratados apenas com SRP (grupo de controlo) ou com SRP + irradiação laser (grupo de teste). Os parâmetros clínicos profundidade da bolsa à sondagem (PPD), nível de inserção clínica (CAL), hemorragia à sondagem (BOP), índice gengival (GI), índice de placa (PI) foram registados antes do tratamento e após 4 semanas, 8 semanas, 13 semanas e 6 meses após o tratamento. Foram recolhidas amostras de placa subgengival no início e após o tratamento e examinadas para 8 periopatógenos utilizando a técnica de PCR. O estudo demonstrou que o tratamento adicional com laser de díodo pode conduzir a uma ligeira melhoria dos parâmetros clínicos, não tendo sido encontradas diferenças significativas entre o grupo de teste e o grupo de controlo na redução dos periodontopatógenos.

Karlsson MR et al (2008)[37] analisaram sistematicamente as evidências sobre a eficácia da terapia laser como adjuvante do tratamento periodontal não cirúrgico em indivíduos com periodontite crónica. Foi efectuada uma pesquisa de ensaios controlados aleatórios que comparassem o resultado da periodontite com o laser como adjuvante da destartarização e alisamento radicular no tratamento da doença periodontal crónica. As bases de dados electrónicas, pubmed e Cochrane central register of controlled trials foram utilizadas como fontes de dados. A triagem, a abstração de dados e a avaliação da qualidade foram realizadas independentemente por três revisores (Karlson, Lofgren e Jansson). As medidas de resultados primários avaliadas foram as alterações no nível de inserção clínica, na profundidade de sondagem e na hemorragia à sondagem. A pesquisa resultou em 25 resumos; foram incluídos quatro ensaios clínicos controlados e aleatórios. Foram utilizados quatro métodos laser diferentes; consequentemente, foi impossível efetuar uma síntese de dados quantitativos que conduzisse a uma meta-análise. Todos os estudos incluíram um número limitado de indivíduos. Os autores concluíram que não existe evidência consistente que suporte a eficácia do tratamento com laser como adjuvante do tratamento periodontal não cirúrgico em adultos com periodontite crónica e que são necessários mais ensaios clínicos aleatórios.

Ribeiro IWJ et al (2008)[59] efectuaram um estudo para avaliar os efeitos do laser de díodo na destartarização subgengival e no alisamento radicular. Dez pacientes foram selecionados e todos receberam raspagem subgengival e alisamento radicular. O lado de teste também foi submetido à aplicação do laser. Foram registados parâmetros clínicos como a profundidade de sondagem, o nível de inserção clínica e o índice gengival. Os resultados mostraram que houve redução da inflamação gengival, tanto nos aspectos clínicos quanto na avaliação da dor durante o procedimento. O estudo concluiu que a utilização do laser de diodo como auxiliar na raspagem subgengival e alisamento radicular não proporcionou nenhum benefício clínico aparente para dentes com bolsas rasas a moderadas.

Schwarz F et al (2008)[61] analisaram o efeito clínico da aplicação de laser em comparação com o desbridamento na terapia periodontal não cirúrgica em pacientes com periodontite crónica e pesquisaram a literatura relevante em relação à segurança das aplicações de laser. Para tal, foram pesquisadas as bases de dados electrónicas da PubMed e da Cochrane Library e completadas por pesquisas manuais até dezembro de 2007. Após a triagem, 12 publicações (11 estudos) foram elegíveis para a revisão. Não foi possível efetuar uma meta-análise devido à heterogeneidade dos estudos. Os resultados de uma síntese narrativa indicaram que a monoterapia com laser Er:YAG produziu resultados clínicos semelhantes, tanto a curto como a longo prazo (até 24 meses), em comparação com o desbridamento mecânico. Não houve evidência suficiente para apoiar a aplicação clínica de CO_2, Nd:YAP ou diferentes comprimentos de onda de laser de díodo. Concluíram que o laser Er:YAG parece possuir as caraterísticas mais adequadas para o tratamento não cirúrgico da periodontite crónica. A investigação realizada até à data indicou que a sua segurança e efeitos podem ser esperados dentro do intervalo relatado para o desbridamento mecânico convencional. No entanto, a evidência dos estudos avaliados foi fraca.

Fallah A (2010)[23] comparou o efeito do laser de díodo de 980 nm mais a destartarização e o alisamento radicular (SRP) versus o SRP isolado no tratamento da periodontite crónica. O estudo incluiu 21 pacientes saudáveis com periodontite moderada com uma profundidade de sondagem de, pelo menos, 5 mm e um total de 42 locais foram tratados durante 6 semanas com uma combinação de laser de díodo de 980 nm e SRP (21 locais) ou SRP isolada (21 locais). Os parâmetros clínicos (Índice Gengival (IG), Profundidade da Bolsa de Sondagem (PPD) e Hemorragia à Sondagem (BOP)) foram examinados na linha de base e após 6 semanas do início do tratamento. Ambos os grupos apresentaram melhorias estatisticamente significativas no GI, BOP e PPD após o tratamento. Os resultados também mostraram uma melhoria significativa do grupo laser mais SRP em relação ao grupo SRP isolado. O estudo concluiu que a combinação de irradiação com laser de díodo no sulco gengival e SRP foi significativamente melhor em comparação com a SRP isolada.

Elshenawy H et al (2010)[21] realizaram um estudo para descobrir o efeito da terapia com laser de baixa intensidade nos parâmetros clínicos e microbiológicos em pacientes com síndrome de Down com periodontite. Trinta e cinco pacientes com síndrome de Down que sofriam de periodontite foram incluídos no estudo e divididos em dois grupos: O grupo I incluiu 25 pacientes em que o laser foi aplicado numa metade da boca e a outra metade foi considerada como controlo. O Grupo II incluiu 10 pacientes como grupo de controlo para avaliar o efeito sistémico do laser. Os parâmetros clínicos (índice de placa, índice gengival e profundidade de bolsa) foram registados às 6 semanas e aos 3 meses. Os resultados mostraram que houve uma melhoria significativa nos parâmetros clínicos e microbilógicos em ambos os lados da boca. Às 6 semanas, estes parâmetros clínicos continuavam a ser significativamente melhores no lado direito, onde foi efectuada a destartarização e o alisamento radicular, além da terapia com laser de baixa intensidade. O estudo concluiu que a terapia laser de baixa intensidade acompanhada de destartarização e alisamento radicular é um tratamento periodontal eficaz em doentes com síndrome de Down e que o seu efeito permanece significativo até 6 semanas após a terapia.

Qadri T et al (2010)[56] avaliaram o efeito do laser Nd:YAG como adjuvante da destartarização e do alisamento radicular no tratamento da inflamação periodontal. Os locais foram divididos em grupo de teste (SRP com tratamento a laser) e grupo de controlo (destartarização e alisamento radicular apenas). No seguimento de 1 semana e 3 meses, a profundidade de sondagem, o índice de placa, o índice gengival e o volume do FGC mostraram uma melhoria significativa no grupo de teste em comparação com o grupo de controlo. Concluiu-se que o laser Nd:YAG, quando utilizado como adjuvante da destartarização e alisamento radicular, é uma terapia eficaz na redução da inflamação periodontal.

Birang R et al (2011)[11] investigaram os efeitos da SRP assistida pelos dois métodos de tratamento clínico de laser de díodo ou aplicações de gel de clorexidina em comparação com a SRP isolada. Foram selecionados oito pacientes com periodontite crónica moderada a grave, cada um com pelo menos três bolsas com 4-7 mm de profundidade. Mais de 66 bolsas foram selecionadas e tratadas aleatoriamente por raspagem e alisamento radicular (SRP) isoladamente, ou por SRP + laser de díodo, ou por SRP + gel de clorexidina à base de xantana (grupo do gel). Os índices clínicos de profundidade de sondagem (PPD), nível de inserção clínica (CAL) e índice de hemorragia papilar (PBI) e o índice microbiológico (contagem bacteriana total (TBC)) antes, um mês e três meses após o tratamento foram medidos e avaliados. Os resultados mostraram que a SRP assistida por gel de clorexidina e terapias com laser de díodo apresenta melhores resultados do que a SRP isolada na redução do PPD, na melhoria do CAL clínico e na redução da pontuação média do PBI e da TBC, tanto no seguimento de um mês como de três meses. O estudo concluiu que o tratamento com laser de díodo ou gel de clorexidina como adjuvante da SRP pode melhorar os índices periodontais e microbiológicos em comparação com a SRP isolada. O laser de díodo mostrou melhores efeitos bactericidas a longo prazo.

Lee JH et al (2011)[43] apresentaram um estudo para avaliar o efeito da irradiação com laser dopado com érbio: ítrio, alumínio e granada (Er:YAG) na microestrutura da superfície de implantes jacteados com areia, de grão grosso e gravados com ácido (SLA), de acordo com níveis de energia e tempos de aplicação variáveis do laser. A superfície do implante foi irradiada pelo laser Er:YAG sob condições combinadas de 100, 140 ou 180 mJ/pulso e um tempo de aplicação de 1 minuto, 1,5 minutos ou 2 minutos. A microscopia eletrónica de varrimento (SEM) foi utilizada para examinar a rugosidade da superfície dos espécimes. Todas as condições experimentais de irradiação com laser Er:YAG, exceto a definição de potência de 100 mJ/pulso durante 1 minuto e 1,5 minutos, levaram a uma alteração da superfície do implante. A avaliação SEM mostrou uma diminuição da rugosidade da superfície dos implantes. No entanto, a diferença não foi estatisticamente significativa. As alterações das superfícies dos implantes incluíram a fusão e o achatamento. Foram registadas alterações mais extensas com o aumento da energia do laser e do tempo de aplicação. O estudo concluiu que, para garantir que as superfícies não são danificadas, recomenda-se que os implantes SLA sejam irradiados com um laser Er:YAG com uma energia inferior a 100 mJ/pulso e 1,5 minutos para desintoxicar as superfícies dos implantes.

Qadri T et al (2011)[55] efectuaram um estudo para avaliar os efeitos a longo prazo de uma aplicação única de um laser Nd:YAG pulsado arrefecido a água em complemento da SRP no tratamento da inflamação periodontal. Foram selecionados vinte e dois pacientes e o lado de teste foi tratado com uma única aplicação de laser de Nd:YAG e SRP, enquanto o lado de controlo foi tratado apenas com SRP. Parâmetros clínicos como o índice de placa, o índice gengival, a profundidade da bolsa de sondagem e a perda óssea marginal foram medidos no início e após um acompanhamento de 20 meses. Os resultados mostraram um aumento significativo da altura do osso marginal no lado de teste em comparação com o lado de controlo e o volume do fluido crevicular gengival foi significativamente menor no lado de teste em comparação com o lado de controlo. O estudo concluiu que uma única aplicação de laser Nd:YAG em combinação com SRP teve um efeito positivo a longo prazo na saúde periodontal em comparação com o tratamento apenas com SRP.

Alves VTE et al (2013)[1] avaliaram a eficácia da raspagem e alisamento radicular associada ao laser de diodo de alta intensidade na terapia periodontal por meio da apresentação clínica e redução microbiana. Foram selecionados 36 indivíduos com periodontite crônica, de ambos os sexos. Para cada indivíduo foi selecionado um par de dentes contralaterais de raiz única com profundidade de bolsa >5mm. Todos os pacientes receberam tratamento periodontal não cirúrgico, após o qual os dentes experimentais foram designados para os grupos de teste ou de controlo. Ambos os dentes receberam destartarização, alisamento radicular e polimento coronal (SRP) e os dentes designados para o grupo de teste (SRP+LASER DE DIODO) foram irradiados com o laser de diodo. Os dados clínicos e microbianos foram recolhidos no início, 6 semanas e 6 meses após a terapia. Os resultados mostraram que houve uma redução significativa do nível de inserção clínica (CAL), da profundidade de sondagem (PD), do índice de placa (PI), da hemorragia à sondagem (BOP) e das unidades formadoras de colónias (CFU) em ambos os grupos. O estudo concluiu que, após 6 meses de avaliação, o laser de díodo de alta intensidade não mostrou quaisquer benefícios adicionais em relação ao tratamento periodontal convencional.

Badeia RA et al (2013)[5] avaliaram a eficácia do laser de díodo com diferentes intensidades como adjuvante do tratamento mecânico tradicional da periodontite crónica. Os pacientes com periodontite crónica moderada a grave com pelo menos 5 mm ou mais de profundidade de bolsa foram selecionados e distribuídos por três grupos que incluíram raspagem e alisamento radicular (SRP) ou SRP + laser de baixo nível ou SRP + laser de alto nível. Os níveis de inserção clínica (CAL) e a profundidade de bolsa à sondagem (PPD) foram registados aos 6 meses a partir da linha de base para os três grupos. Concluíram que o laser deve ser utilizado como adjuvante da terapia convencional, tanto pelos seus efeitos descontaminantes como bioestimulantes.

Dukic W et al (2013)[19] realizaram um estudo clínico de boca dividida em pacientes com periodontite crónica com bolsas periodontais moderadas (4 a 6 mm) e bolsas profundas (7 a 10 mm). Os dentes foram tratados com destartarização e alisamento radicular (SRP) em dois quadrantes (grupo de controlo) e o laser de díodo foi utilizado em conjunto com SRP nos quadrantes contra-laterais (grupo laser). O índice de placa (PI), o nível de inserção clínica (CAL) e a profundidade de sondagem (PPD) foram registados em seis pontos à volta de cada dente (mesiolingual, mesiofacial, facial, distofacial, distolingual e lingual) antes do tratamento e 6 e 18 semanas após o tratamento em ambos os grupos. Foram observadas melhorias na profundidade de sondagem apenas em bolsas moderadas, não tendo sido encontrada qualquer diferença entre o grupo do laser e o grupo de controlo nos restantes parâmetros clínicos.

Shah C et al (2013)[65] realizaram um ensaio clínico de boca dividida para avaliar os efeitos da curetagem gengival com laser de díodo em relação à curetagem gengival com instrumentos manuais. Em todos os pacientes, os lados contralaterais foram divididos aleatoriamente em local experimental (raspagem e alisamento radicular e curetagem com laser de diodo) e local de controlo (raspagem e alisamento radicular e curetagem com instrumentos manuais (curetas de Gracey). Os dados clínicos foram recolhidos na linha de base, 1 semana, 6 semanas e 3 meses após a terapia. Registou-se uma melhoria significativa de todos os parâmetros clínicos - perda relativa de inserção (RAL), profundidade da bolsa de sondagem (PPD), índice de placa (PI), índice gengival modificado (MGI) para ambos os grupos quando comparados com o valor inicial. Não foi observada qualquer diferença no PI e MGI entre os grupos experimental e de controlo. Verificou-se uma melhoria significativa no PPD e no RAL no grupo experimental quando comparado com o grupo de controlo.

Bassir SH et al (2013)[8] avaliou a eficácia da desinfeção fotoactivada utilizando um díodo emissor de luz como adjuvante no tratamento de pacientes afectados por periodontite crónica moderada a grave. Foram incluídos 16 pacientes afectados por periodontite crónica moderada a grave. Após a raspagem e o alisamento radicular (SRP), cada quadrante foi atribuído a um dos seguintes grupos: grupo do díodo emissor de luz, grupo do fotossensibilizador, grupo da desinfeção fotoactivada e grupo de controlo (sem tratamento adjuvante). Os tratamentos adjuvantes foram repetidos após 7 e 14 dias. Os parâmetros clínicos de hemorragia à sondagem, profundidade da bolsa de sondagem e nível de fixação clínica foram medidos no início e 1 e 3 meses após a SRP. Ao fim de 1 e 3 meses, todos os grupos apresentaram melhorias significativas relativamente a todos os parâmetros clínicos, em comparação com a linha de base. Não se registaram diferenças significativas entre os grupos em termos de alterações dos parâmetros clínicos em qualquer intervalo de tempo. Os autores concluíram que a aplicação de desinfeção fotoactivada utilizando um díodo emissor de luz com a configuração atual não teve efeitos adicionais nos parâmetros clínicos em pacientes diagnosticados com periodontite crónica moderada a grave, em comparação com a SRP isolada.

Gojkov-Vukelic M et al (2013)[27] estimaram a eficiência da aplicação de lasers de díodo na redução de bolsas periodontais que consistiam em 1164 bolsas periodontais. Foi utilizado um laser de díodo de baixa potência (smilepro 980, Biolitec, Alemanha) que funciona num modo ajustado com precisão para o tratamento de bolsas periodontais. Todos os indivíduos foram submetidos a: anamnese geral, estado periodontal e análise radiográfica ortopantográfica. Após uma preparação periodontal padrão, foi recolhida uma amostra de placa subgengival para análise biológica molecular (método PCR em tempo real) antes da irradiação a laser das bolsas periodontais, imediatamente após a irradiação e durante o exame de controlo 3 meses após a irradiação. Os resultados mostraram que houve uma diminuição estatisticamente significativa nos valores de CT para as mesmas bactérias antes do tratamento. Concluíram que o laser de díodo irradiado reduz o número de agentes patogénicos periodontais activos. Assim, a utilização de lasers de díodo, como método suplementar no tratamento da doença periodontal, é extremamente útil e eficiente, e pode ser recomendada como parte da prática clínica padrão.

Luchian I et al (2013)[45] realizaram um estudo para identificar as possíveis diferenças morfo-histológicas nas preparações microscópicas obtidas pelas duas técnicas convencionais e não convencionais assistidas por laser. As gengivectomias foram realizadas numa mandíbula de porco recém-sacrificado, pela técnica cirúrgica clássica, tendo sido recolhidas 10 amostras de tecido de tamanho comparável. Na mesma mandíbula, no quadrante oposto, foram efectuadas gengivectomias com laser do tipo adiodo com um comprimento de onda de 940 nm, seguidas da recolha de outras 10 amostras de tecido. Todos os espécimes foram conservados numa solução fixadora e foram obtidos copos histológicos para posterior análise no laboratório de anatomia patológica. Os resultados não mostraram diferenças morfo-histológicas significativas entre as duas técnicas aplicadas. As vantagens clínicas das interações fotomecânicas proporcionadas pela cirurgia periodontal assistida por laser incluíram principalmente a redução da hemorragia, a ausência de edema, um maior conforto para o paciente (que sofre menos dor) e uma cicatrização muito mais rápida. O estudo concluiu que as tecnologias assistidas por laser podem ser vistas como alternativas extremamente úteis nas novas terapias periodontais, o que recomenda sua aplicação na cirurgia periodontal por pelo menos três razões: são minimamente invasivas, induzem pequenas modificações morfo-histológicas e a técnica de sua aplicação é simples de aprender.

Etemadi A et al (2013)[29] efectuaram um estudo para investigar a morfologia radicular dos dentes e a eficiência da destartarização após a utilização dos lasers Er:YAG e Er,Cr:YSGG. Trinta e dois dentes sem esperança periodontal foram extraídos. O bordo de um cálculo apropriado foi marcado com uma broca de diamante em cada dente, e o cálculo foi dividido em duas partes quase iguais. Um laser Er, Cr:YSGG com energia de pulso de 50 mJ, potência de 1 W e densidade de energia de 17,7 J/cm^2 e um laser Er:YAG com energia de pulso de 200 mJ, potência de 2,4 W e densidade de energia de 21 J/cm^2 foram usados para remover o cálculo. O tempo de descamação foi registrado para cada grupo e, por meio de análise estereomicroscópica, foram investigados os remanescentes de cálculo, a carbonização e o número de crateras. O tempo médio necessário para a remoção do cálculo nos grupos dos lasers Er,Cr:YSGG e Er:YAG foi de 15,22 ± 6,18 segundos e 7,12 ± 4,11 segundos, respetivamente. A eficácia da remoção do cálculo no grupo do laser Er:YAG foi significativamente superior à do grupo do laser Er,Cr:YSGG. Ao exame estereomicroscópico, não foi encontrada carbonização ou cálculo remanescente nas amostras de nenhum dos grupos, mas todas as amostras apresentavam crateras. O número de crateras no grupo do laser Er,Cr:YSGG foi significativamente mais elevado do que no grupo do laser Er:YAG. O estudo concluiu que não houve diferença significativa na eficiência por potência para a remoção do cálculo entre os dois grupos.

Miremadi SR et al (2014)[47] realizaram um estudo para determinar os efeitos do desbridamento da superfície radicular utilizando o laser Er:YAG versus tratamento ultrassónico. Sessenta e quatro dentes foram divididos em dois subgrupos in vivo e in vitro. Cada dente recebeu tratamento ultrassónico de um lado e desbridamento com laser Er:YAG a 60, 100, 160 ou 250 mJ^{-1} e a 10 Hz do outro lado, de forma aleatória. Todas as amostras foram posteriormente analisadas morfologicamente ao microscópio eletrónico de varrimento para detetar alterações na superfície e exposição dos túbulos dentinários. A duração do tratamento (d) também foi registada. Os resultados mostraram que o desbridamento a laser produziu uma superfície irregular, rugosa e escamosa, livre de carbonização ou fusão, enquanto o ultrassom produziu uma superfície relativamente mais lisa. O número de túbulos dentinários expostos (n) seguiu uma tendência dependente da energia. O estudo concluiu que, devido à duração excessiva do tratamento e aos danos na superfície, o desbridamento com laser Er:YAG a 60 e 250 mJ de $impulso^{-1}$, respetivamente, não era adequado para utilização clínica. O desbridamento com laser a 100 e 160 mJ de pulso^{-1} foi mais adequado para aplicação clínica, em comparação com o ultrassom.

Baburao LN et al (2014)[3] efectuaram um estudo para avaliar e comparar as alterações estruturais e de composição em dentes permanentes humanos extraídos

após destartarização e alisamento radicular (SRP) e aplicação de laser de díodo (980 nm) em modo sem contacto. Trinta dentes periodontalmente envolvidos, com uma única raiz, indicados para extração, foram selecionados e divididos em dois grupos. No Grupo 1, 15 dentes foram tratados com raspagem e alisamento radicular seguido de aplicação de laser de díodo e no Grupo 2, 15 dentes foram tratados apenas com raspagem e alisamento radicular. Foram

Foi utilizado um microscópio eletrónico de varrimento ambiental para examinar a superfície do cimento. Os resultados do estudo revelaram uma quantidade significativa de alterações na composição do Grupo 1 em comparação com o Grupo 2. Além disso, a percentagem em massa de carbono e oxigénio aumentou significativamente no grupo 1 em comparação com o grupo 2. O estudo concluiu que o laser de díodo pode causar alterações ligeiras na superfície da raiz sob a forma de fissuras e carbonização.

Slot DE et al (2014)[68] analisaram o efeito adjuvante de um laser de diodo (DL) após o desbridamento periodontal não cirúrgico (SRP) durante a fase inicial da terapia periodontal nos parâmetros clínicos da inflamação periodontal. As bases de dados

MEDLINE-PubMed, Cochrane-central Register of controlled Trials e EMBASE foram pesquisadas até setembro de 2013. A profundidade da bolsa de sondagem (PPD) e a perda de inserção clínica (CAL) foram selecionadas como variáveis de resultado. As pontuações de placa, as pontuações de sangramento e o Índice Gengival (IG) também foram considerados medidas de resultado. Os dados foram extraídos e foi efectuada uma meta-análise quando apropriado. A seleção independente de 416 artigos únicos resultou em nove publicações elegíveis. A meta-análise que avaliou o PPD, o CAL e o Plaque Score não mostrou qualquer efeito significativo. A única significância a favor do uso adjuvante do DL foi observada para os parâmetros de resultado de GI e Bleeding Score. A evidência colectiva relativa à utilização adjuvante da DL com SRP indica que o tratamento combinado proporciona um efeito comparável ao da SRP isolada em parâmetros clínicos como PPD e CAL. O conjunto de provas que considera a utilização adjuvante do DL é considerado "moderado" para as alterações no PPD e CAL. No que diz respeito à pontuação de hemorragia, os resultados mostraram um efeito pequeno mas significativo a favor do DL, no entanto, a relevância clínica desta diferença continua a ser uma questão. Esta revisão sistemática questionou o uso adjuvante do DL com modalidades mecânicas tradicionais de terapia periodontal em pacientes com periodontite.

Zare D et al (2014)[78] avaliaram os efeitos do laser de díodo na inflamação gengival após terapia periodontal não cirúrgica. Vinte e um pacientes com periodontite crónica moderada a grave foram selecionados e divididos em grupo de controlo [destartarização e alisamento radicular (SRP)] e grupo de teste (SRP + laser). Dois meses após a última raspagem e radiação laser, os índices incluindo o nível gengival (GL), hemorragia à sondagem (BOP), índice gengival modificado (MGI) foram registados e comparados com a linha de base. Os resultados mostraram que, dois meses após o início do estudo, todos os índices melhoraram em ambos os grupos, exceto o BOP, que era mais baixo no grupo do laser. Concluíram que o laser de díodo afecta a redução do BOP e não tem qualquer efeito negativo nas superfícies radiculares e na recessão gengival.

Crispino A et al (2015)[18] realizaram um estudo para avaliar o efeito do laser de díodo de 940 nm como adjuvante da destartarização e alisamento radicular (SRP) em pacientes afectados por periodontite. Sessenta e oito adultos foram divididos aleatoriamente em dois grupos: os primeiros trinta e quatro pacientes receberam tratamento SRP sozinho, o grupo de controlo com trinta e quatro pacientes recebeu SRP e terapia com laser de diodo de 940 nm. Parâmetros clínicos como o Índice Gengival (IG), o Índice de Placa (IP) e a Profundidade de Sondagem (PPD) foram registados após 4 meses de tratamento e os resultados mostraram que ambos os procedimentos foram eficazes na melhoria do IG, IP e PPD, mas a utilização do laser de díodo foi associada a resultados mais evidentes. O estudo concluiu que o laser de díodo pode ser rotineiramente associado ao SRP no tratamento de bolsas periodontais de pacientes com periodontite moderada a grave.

Elavarasu S et al (2015)[20] compararam o efeito da destartarização e alisamento radicular (SRP) isoladamente e da curetagem a laser como adjuvante da SRP, nos parâmetros clínicos de pacientes com periodontite e diabetes mellitus tipo 2 controlada. Dez pacientes foram divididos em dois grupos iguais num desenho de boca dividida - Grupo I: SRP isolada, Grupo II: SRP + curetagem a laser. Os parâmetros clínicos registados foram o Índice Gengival (IG), o Índice de Placa (IP), o Índice de Hemorragia Sulcular (SBI), a Profundidade de Sondagem (PD)

e nível clínico de inserção (CAL). A SRP foi efectuada num quadrante utilizando curetas Gracey e noutro quadrante foi efectuada SRP mais curetagem a laser. Três semanas após a terapia, os parâmetros clínicos foram registados e os resultados foram analisados, tendo sido avaliada a percentagem de melhoria. O estudo indicou que a curetagem a laser com SRP resultou numa maior redução da DP e num maior ganho de CAL em pacientes diabéticos com periodontite. Concluiu-se que a terapia laser em conjunto com a SRP oferece benefícios adicionais na terapia periodontal em comparação com a SRP isolada, especialmente em pacientes sistemicamente comprometidos.

Singla D et al (2015)[67] apresentou um relatório sobre o desbridamento sulcular assistido por laser. Foi selecionado um paciente com periodontite crónica moderada a grave, com uma profundidade de bolsa à sondagem de 5 a 6 mm. Foram colhidas amostras microbiológicas anaeróbias pré-operatórias e 1 semana pós-operatórias das áreas subgengivais. Os parâmetros clínicos, incluindo a profundidade da bolsa à sondagem, a perda de inserção clínica e a hemorragia à sondagem, foram registados aos 0, 1 e 3 meses. O doente tratado revelou melhorias significativas na profundidade de sondagem da bolsa, no nível de fixação clínica e na hemorragia à sondagem, tendo-se registado uma redução significativa na contagem de bactérias anaeróbias no pós-operatório. O relatório concluiu que o laser de díodo proporcionou melhores resultados clínicos quando combinado com a terapia convencional e pode eliminar a necessidade de cirurgias periodontais nos pacientes com bolsas periodontais moderadas.

Katuri KK et al (2015)[38] realizaram um estudo para avaliar os efeitos clínicos do procedimento de nova fixação assistida por laser (LANAP) como adjuvante da terapia periodontal não cirúrgica no tratamento de bolsas periodontais moderadas. Um total de 38 pacientes diagnosticados com periodontite crónica generalizada foram incluídos neste estudo clínico aleatório e simples-cego. Todos os locais foram divididos em dois grupos: Grupo de Teste (TG), tratado com laser juntamente com a Raspagem e Aplainamento Radicular (SRP) e Grupo de Controlo (GC), tratado apenas com SRP. Os dados recolhidos no início e após 6 semanas e 24 semanas incluíram o Índice de Sangramento Sulcular (SBI), o Índice de Placa (PI), a Profundidade de Sondagem (PD) e o Nível de Fixação Clínica (CAL). Os resultados obtidos em ambos os grupos mostraram que o PI e a hemorragia à sondagem após 6 semanas e 24 semanas foram superiores à linha de base. Às 24 semanas de pós-operatório, observou-se uma melhoria significativa na profundidade de sondagem moderada e profunda e no CAL em ambos os grupos. Entre os grupos, após 24 semanas, o TG mostrou um aumento significativo da CAL nas bolsas moderadas e uma diminuição da profundidade de sondagem nas bolsas periodontais profundas. O estudo indicou que a LANAP utilizando o laser de neodímio e granada de alumínio (1064 nm) com SRP provou ser uma terapia periodontal não cirúrgica eficaz no tratamento de bolsas periodontais moderadas.

Nguyen NT et al (2015)[51] compararam a eficácia da raspagem e alisamento radicular (SRP) mais o uso adjuvante de terapia com laser de diodo com SRP sozinho em mudanças nos parâmetros clínicos da doença e no fluido crevicular gengival (GCF) mediador inflamatório interleucina - 1ʙ (IL-Iʙ) em pacientes que recebem terapia de manutenção periodontal regular. O estudo incluiu vinte e dois pacientes a receber terapia de manutenção periodontal regular que tinham um ou mais locais periodontais com uma profundidade de bolsa à sondagem (PPD) > 5 mm com hemorragia à sondagem (BOP). Cinquenta e seis sítios foram tratados com SRP e terapia laser adjuvante (SRP + L) e cinquenta e oito sítios foram tratados apenas com SRP. Os parâmetros clínicos (PD, CAL, BOP e níveis de GCF IL-Iʙ foram medidos na linha de base e 3 meses. Os locais tratados com SRP + L e SRP sozinho resultaram em reduções estatisticamente significativas em PD e BOP e ganhos em CAL. As diferenças nos níveis de IL-Iʙ do GCF entre o SRP + L e o SRP isolado não foram estatisticamente significativas. O estudo concluiu que, em pacientes de manutenção periodontal, a SRP + L não melhorou os resultados clínicos em comparação com a SRP isolada para o tratamento de locais inflamados.

4. MATERIAIS E MÉTODO

Foram selecionados dezasseis pacientes, com idades compreendidas entre os 25 e os 65 anos, que sofriam de periodontite crónica, entre os que se apresentavam no Departamento de Periodontologia do Guru Nanak Dev Dental College and Research Institute, Sunam. Os pacientes foram selecionados com base nos seguintes critérios

CRITÉRIOS DE INCLUSÃO

- Doentes com periodontite crónica com uma profundidade de sondagem de 4-6 mm, pelo menos num local do lado contralateral.
- Pacientes sistemicamente saudáveis.

CRITÉRIOS DE EXCLUSÃO

- Pacientes que receberam terapia periodontal, antibióticos durante pelo menos 3 meses antes de participarem no estudo.
- Mulheres grávidas ou a amamentar.
- Fumadores.

MATERIAIS (Fotografia 1)

- Luvas
- Máscara
- Campos cirúrgicos

- Sonda UNC-15
- Sonda UNC-12 (sonda de plástico)
- Pinça dentária
- Explorador (21-17)
- Bandeja de rins
- Rolos de algodão
- Foice anterior SU 15/30 (Hu-Friedy, EUA)
- Escalador posterior SRM 3/4 (Hu-Friedy, EUA)
- Escalador universal SCM 152 (Hu-Friedy, EUA)
- Curetas específicas da área Gracey - N.º 1 - 14 (Hu-Friedy, EUA)
- Anestesia local (cloridrato de lignocaína a 2% e adrenalina 1:200000)
- Solução salina normal
- Luvas cirúrgicas
- Máscara bucal descartável
- Seringas descartáveis

Unidade de laser de díodo (940nm wavelengthepic™ , Biolase Technology Inc.) (Fotografia 2)

- Consola de laser (bateria de iões de lítio) com peça de mão cirúrgica ligada a um cabo de fibra ótica de 400цт
- Pontas de fibra ótica (código da ponta: E3-9 (perio), comprimento 9mm, diâmetro 1,1mm)

- Kit de iniciadores de pontas
- Óculos de proteção
- Fonte de alimentação CC e cabo de alimentação
- Pedal

MÉTODO

Foi efectuado um estudo clínico de boca dividida em 48 locais de 16 pacientes, com uma profundidade de bolsa de sondagem de 4-6 mm. Todos os pacientes foram informados dos benefícios e riscos do estudo e foi obtido o consentimento escrito antes do início do procedimento. A aprovação para a realização do estudo foi obtida junto do comité de ética do instituto.

VISITA DE RASTREIO

Na consulta de rastreio, foi efectuado um exame periodontal e uma destartarização supragengival de boca inteira.

VISITA DE BASE

A visita de referência foi planeada após 2 semanas da visita de rastreio. O exame periodontal foi novamente realizado e apenas foram selecionados os pacientes que apresentavam uma profundidade de sondagem no intervalo de 4-6 mm, pelo menos num local em dois lados contralaterais, e **foram** registados parâmetros clínicos como a **profundidade de sondagem, o nível de fixação relativo e o índice gengival**:

GRUPO 1: Onde apenas foi efectuada **a destartarização e alisamento radicular (SRP)** com instrumentos manuais.

GRUPO 2: Onde foi efectuada Laserterapia de Diodo juntamente com **Raspagem e Alisamento Radicular (SRP)** com instrumentos manuais.

Procedimento de aplicação do laser

Após a administração de anestesia local infiltrativa, o laser de diodo (EPIC™) foi utilizado em modo pulsado, com potência de 2W, durante 20 segundos. A ponta de fibra ótica foi introduzida paralelamente ao longo eixo do dente a 1mm a menos do que o valor obtido durante a medição da profundidade da bolsa de sondagem. A UNC-12 (sonda de plástico) foi utilizada para facilitar a inserção da fibra na bolsa. As fibras foram clivadas antes de cada irradiação para a manutenção de suas caraterísticas iniciais. O laser foi ativado e a fibra foi movida lentamente da direção apical para a coronal num movimento de varrimento durante a emissão do laser. Isto foi feito mesialmente, distalmente, bucalmente e lingualmente. O tratamento foi repetido até que toda a bolsa fosse irradiada **(Fotografia 4)**.

INSTRUÇÕES PÓS-OPERATÓRIAS

- Os doentes foram instruídos para não utilizarem qualquer elixir bucal ou auxiliares de limpeza interdentária. No entanto, foi permitida a higiene oral com escovagem normal dos dentes.
- Fazer uma dieta líquida fria durante as primeiras 24 horas

- Evitar alimentos picantes durante as primeiras 24 horas.

Os doentes foram convocados após um intervalo de 6 semanas e 3 meses a partir da visita inicial para registar os seguintes parâmetros clínicos.

- **Profundidade da bolsa de sondagem (PPD)** - foi medida como a distância entre a margem gengival livre e a base da bolsa utilizando a sonda periodontal UNC-15.
- **Nível de inserção relativo (RAL) - padronizado** usando um stent acrílico e medido usando a sonda periodontal UNC-15 como a distância do ponto de referência fixo à base da bolsa periodontal.

  Formação dos stents: Todas as medições foram padronizadas utilizando stents acrílicos personalizados com ranhuras, que foram preparados nos modelos de estudo dos doentes e os registos foram feitos utilizando uma sonda UNC-15 **(Fotografia 3)**. Os stents oclusais para sondagem vertical foram feitos utilizando acrílico rosa de cura a frio e foram feitos para cobrir o terço oclusal e coronal das superfícies vestibular e lingual do dente envolvido e um dente mesial e distal ao dente envolvido. Foram feitas ranhuras verticais para guiar a penetração da sonda verticalmente no mesmo plano sempre que era inserida para registar as medições. O limite inferior/apical dos sulcos verticais foi utilizado como ponto de referência fixo (FRP) para as profundidades de sondagem verticais.
- **Índice gengival (IG)** - o exame gengival foi efectuado utilizando Loeand **Silness (1963)**

Score	Criteria
0	Normal gingiva
1	Mild inflammation: slight changes in color and slight edema, no bleeding on probing
2	Moderate inflammation: moderate glazing, redness, edema and bleeding on probing
3	Severe inflammation: marked redness, hypertrophy, ulceration and edema and tendency to spontaneous bleeding

Os dados assim obtidos foram compilados e submetidos a uma análise estatística.

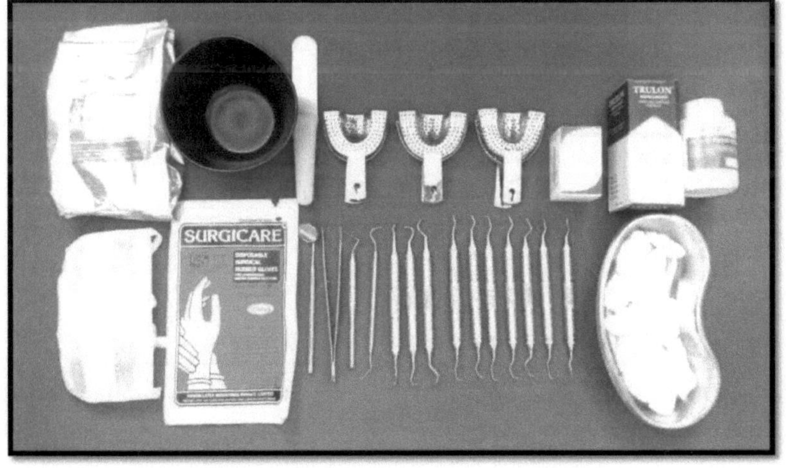

Fotografia 1: Armamento utilizado

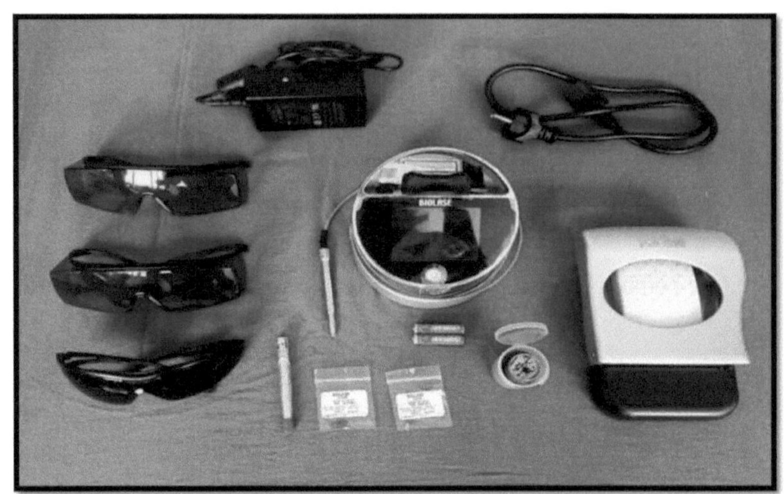

Fotografia 2: Unidade de laser de díodo

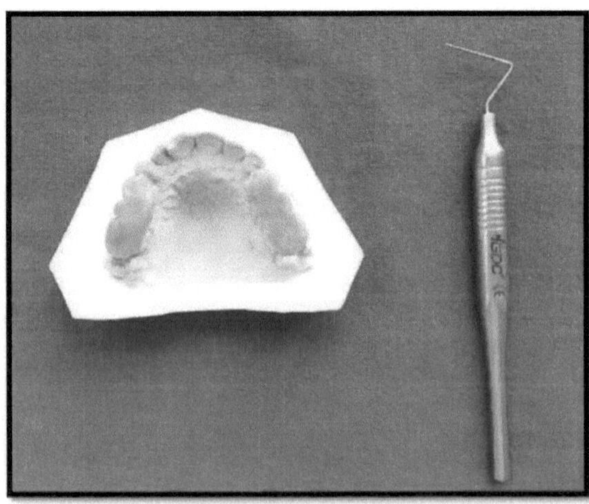

Fotografia 3: Molde de estudo com os stents colocados e a sonda UNC-15

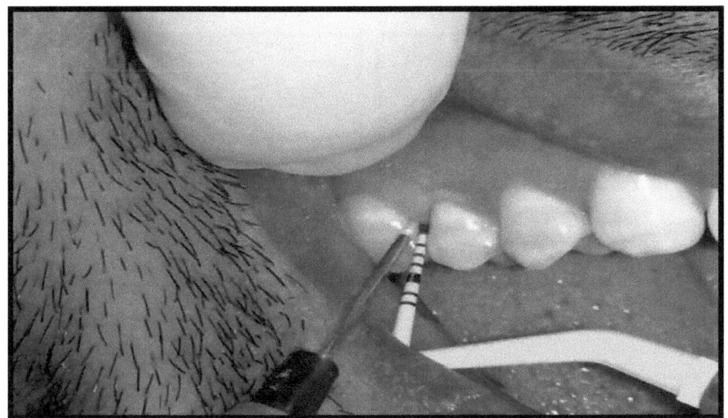

Fotografia 4: Aplicação de laser utilizando a sonda UNC-12

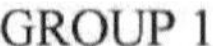

GROUP 1 GROUP 2

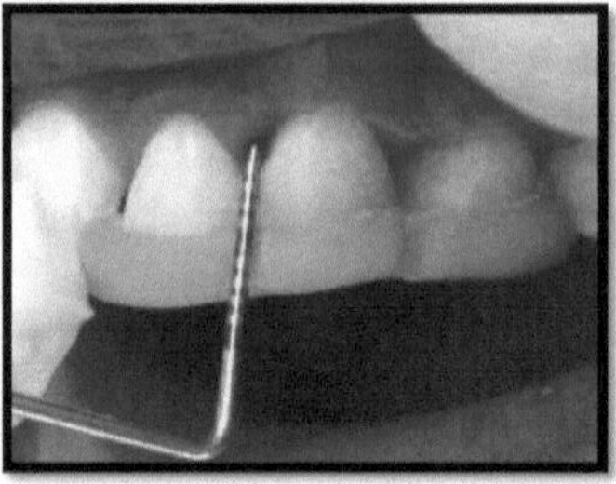

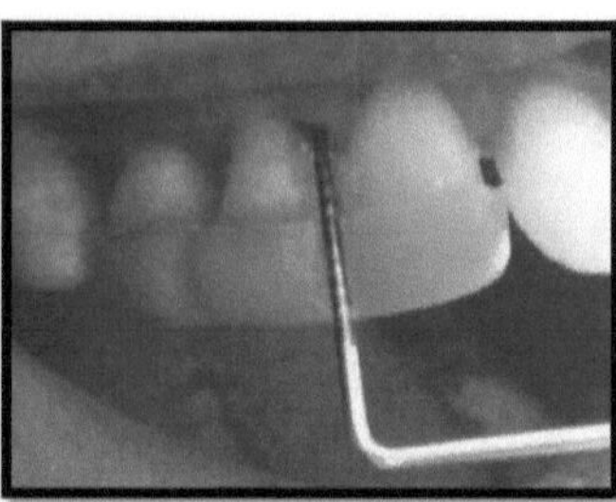

BASELINE

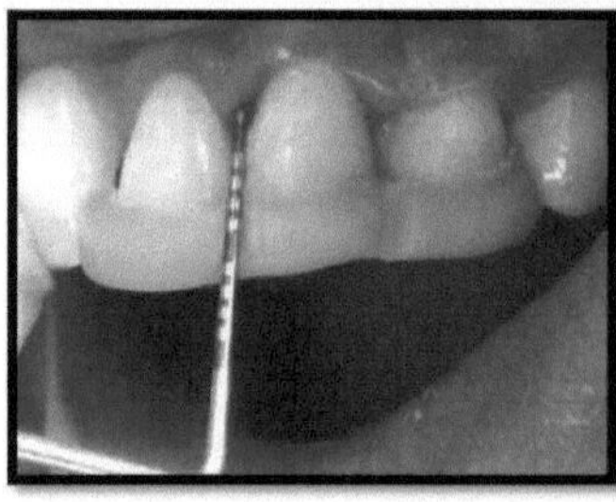

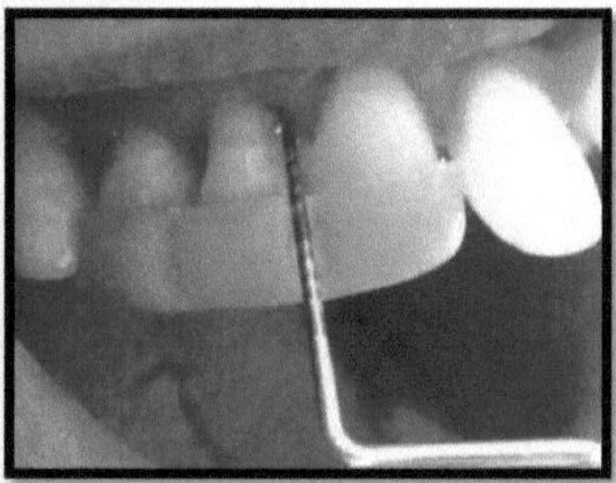

6 WEEKS

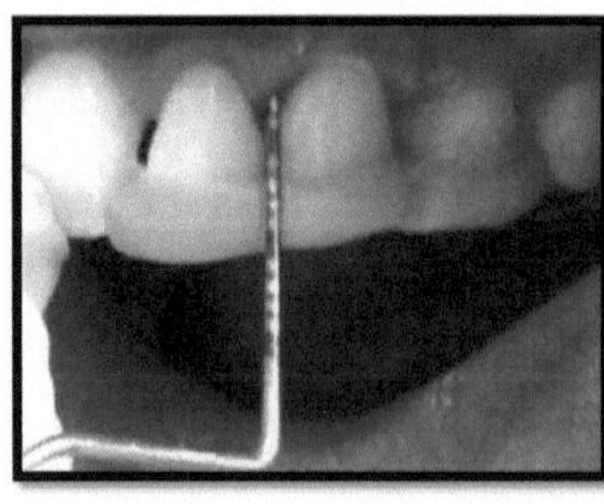

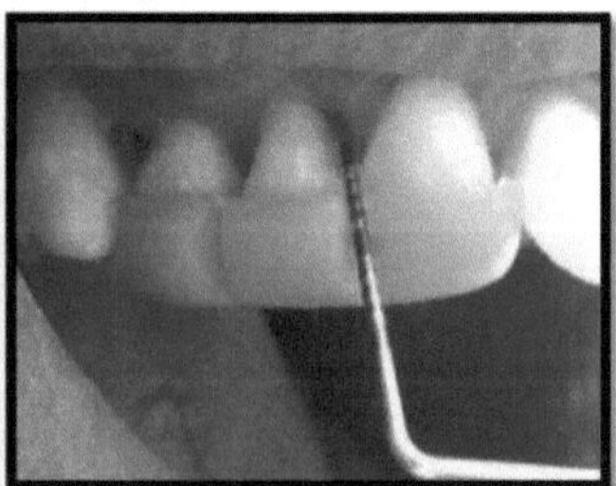

3 MONTHS

Fotografia 5: Medidas clínicas (PPD e RAL) em diferentes intervalos de tempo em ambos os grupos

5. OBSERVAÇÕES E RESULTADOS

O objetivo do presente estudo foi a avaliação comparativa do laser de díodo em tecidos moles como adjuvante da terapia periodontal não cirúrgica. A amostra do estudo consistiu em 16 pacientes de ambos os sexos, com idades compreendidas entre os 25 e os 60 anos, que sofriam de periodontite crónica. Foi efectuado um estudo clínico de boca dividida em 48 sítios retirados de 16 pacientes, com uma profundidade de bolsa de sondagem de 4-6 mm. Na consulta de rastreio, foi efectuado um exame periodontal e uma destartarização supragengival de boca inteira. A visita de referência foi planeada após 2 semanas da visita de rastreio. O exame periodontal foi novamente efectuado e só foram selecionados os doentes que apresentavam uma profundidade de bolsa de sondagem entre 4-6 mm, pelo menos num local em dois lados contralaterais. Os parâmetros clínicos, tais como **a profundidade da bolsa de sondagem (PPD), o nível de fixação relativo (RAL) e o índice gengival (GI)** foram registados no início, 6 semanas e 3 meses. Os locais selecionados foram divididos aleatoriamente em 2 grupos:

GRUPO 1: Onde apenas foi efectuada a destartarização e alisamento radicular (SRP) com instrumentos manuais.

GRUPO 2: Onde foi efectuada a terapia com laser de díodo juntamente com a destartarização e aplainamento radicular (SRP) com instrumentos manuais.

Os dados assim obtidos foram tabulados e analisados estatisticamente, como se pode ver no **Quadro 1-9 e** na **Fig. 1-3.**

ANÁLISE DE DADOS

Os dados contínuos registados foram escritos sob a forma de média e desvio padrão. A normalidade dos dados quantitativos foi verificada através de medidas do **teste T de Student**. Como os dados eram enviesados, **foram** utilizados os testes **U de Mann-Whitney e Wilcoxon Signed rank test** para o Índice Gengival. Todos os testes estatísticos foram realizados com dois lados e com um nível de significância de a=0,05 (i.e. p>0,05- Não significativo; p<0,05- Significativo; p<0,001- Altamente significativo). A análise foi efectuada com recurso ao **programa IBM SPSS STATISTICS (versão 22.0)**.

RINCIPAL PARA SONDAGEM DA PROFUNDIDADE DA CAVIDADE

Probing Pocket Depth at different time intervals for both the groups						
	Group 1 (SRP)			**Group 2 (SRP+Laser)**		
S.no	**Baseline**	**6 Weeks**	**3 Months**	**Baseline**	**6 Weeks**	**3 Months**
1	4.00	2.00	2.00	4.00	2.00	1.50
2	4.50	2.75	2.25	4.25	2.25	1.75
3	4.00	3.00	3.00	4.00	3.00	3.00
4	4.00	3.00	3.00	4.00	3.00	3.00
5	4.50	3.00	2.00	4.00	3.00	2.50
6	4.00	3.00	3.75	4.00	3.00	2.00
7	5.00	3.00	2.50	4.00	3.00	2.50
8	4.00	3.00	3.00	4.00	3.00	2.00
9	4.00	3.00	2.66	5.00	3.66	2.66
10	5.00	4.00	4.00	5.50	4.00	3.00
11	4.00	3.00	2.00	4.00	3.00	2.00
12	4.50	3.50	3.50	4.50	3.50	1.50
13	5.50	4.50	4.50	5.50	4.00	2.00
14	4.66	3.66	3.16	5.00	3.66	1.83
15	5.00	4.00	3.00	4.00	2.00	1.00
16	4.00	3.00	3.00	4.00	3.00	2.00
Mean	4.42	3.21	2.96	4.36	3.07	2.14

TABELA PRINCIPAL PARA O NÍVEL DE LIGAÇÃO RELATIVO

Relative Attachment Level at different time interval for both the groups						
	Group 1 (SRP)			Group 2 (SRP+Laser)		
Sno	**Baseline**	**6 Weeks**	**3 Months**	**Baseline**	**6 Weeks**	**3 Months**
1	6.50	6.50	6.5	5.75	5.25	5.00
2	8.50	8.25	8.25	10.5	9.75	9.50
3	7.50	7.50	7.50	6.00	5.00	5.00
4	8.50	8.00	8.00	8.50	8.00	7.50
5	8.50	8.00	8.00	10.00	10.00	10.00
6	7.75	7.75	7.75	7.00	7.00	6.25
7	10.50	10.00	9.50	10.00	9.00	8.50
8	8.33	7.66	7.66	7.33	6.66	6.33
9	7.33	7.00	7.00	8.00	6.66	5.66
10	9.00	8.50	8.50	9.00	8.00	8.00
11	8.50	8.00	8.00	10.00	9.00	8.50
12	5.00	5.00	5.00	5.50	4.50	3.50
13	7.00	7.00	7.00	7.50	6.33	7.50
14	6.66	6.50	6.00	7.16	6.50	5.83
15	6.50	6.50	6.50	6.50	6.00	6.00
16	6.00	6.00	6.00	6.00	6.00	6.00
Mean	7.63	7.38	7.32	7.80	7.10	6.82

TABELA PRINCIPAL PARA O ÍNDICE GENGIVAL

Gingival Index scores at different time interval for both the groups						
	Group 1 (SRP)			**Group 2 (SRP+Laser)**		
Sno	**Baseline**	**6 Weeks**	**3 Months**	**Baseline**	**6 Weeks**	**3 Months**
1	2.00	1.00	1.00	2.00	1.00	0.00
2	2.00	1.00	1.00	2.00	1.00	0.00
3	2.00	1.00	1.00	2.00	1.00	0.50
4	2.00	1.00	0.00	2.00	1.00	0.00
5	2.00	1.00	0.00	2.00	1.00	0.00
6	1.75	0.75	0.75	1.75	0.75	0.00
7	1.50	0.50	0.00	1.50	0.50	0.00
8	2.00	1.00	1.00	2.00	1.00	0.00
9	2.00	1.00	0.00	2.00	1.00	0.00
10	2.00	1.00	0.50	2.00	1.00	0.00
11	2.00	2.00	1.00	2.00	2.00	1.00
12	1.00	1.00	1.00	1.00	0.00	0.00
13	1.00	1.00	0.50	1.00	0.60	0.00
14	2.00	1.00	1.00	2.00	1.00	0.00
15	1.00	1.00	1.00	1.00	1.00	0.00
16	3.00	1.00	0.00	2.00	1.00	0.00
Mean	1.83	1.02	0.61	1.77	0.93	0.27

TABELA 1: Profundidade média da cavidade de sondagem com desvio padrão em ambos os grupos em diferentes intervalos de tempo

Group		Baseline	6 Weeks	3 Months
GROUP 1 (SRP)	Mean	4.42	3.21	2.96
	Std. Deviation	0.49	0.59	0.72
GROUP 2 (SRP+LASER)	Mean	4.36	3.07	2.14
	Std. Deviation	0.56	0.61	0.58

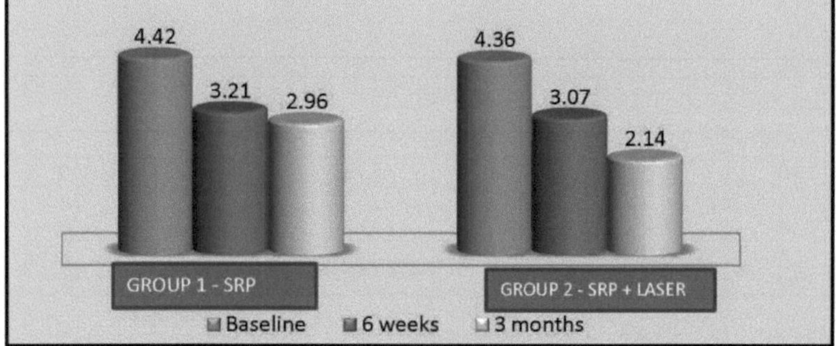

FIGURA 1

A TABELA 1 e a FIGURA 1 mostram a profundidade média da cavidade de sondagem com o padrão em diferentes intervalos de tempo. A profundidade média da bolsa de sondagem na linha de base, semanas e 3 meses foi de 4,42± 0,49 mm, 3,21± 0,59 mm e 2,96± 0,72 mm respetivamente no **Grupo 1 (SRP)** e 4,36± 0,56 mm, 3,07± 0,61 mm, 2,14 ± 0,58 mm, respetivamente, no Grupo 2 (SRP+LASER).

TABELA 2: Nível médio de vinculação relativa com desvio padrão em ambos os grupos em diferentes intervalos de tempo

Group		Baseline	6 Weeks	3 Months
Group 1 (SRP)	Mean	7.63	7.38	7.32
	Std. Deviation	1.35	1.16	1.12
Group 2 (SRP+LASER)	Mean	7.80	7.10	6.82
	Std. Deviation	1.68	1.68	1.77

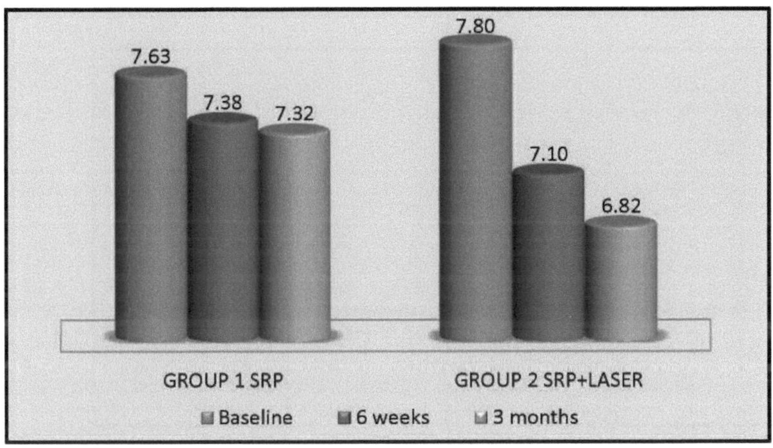

FIGURA 2

O QUADRO 2 e a FIGURA 2 apresentam o nível médio de vinculação relativa com o padrão desvio em diferentes intervalos de tempo. O nível médio de ligação relativa na linha de base, 6 semanas e 3 meses foi de 7,63± 1,35 mm, 7,38± 1,16 mm e 7,32± 1,12 mm, respetivamente, no **Grupo 1 (SRP)** e 7,80± 1,68 mm, 7,10± 1,68 mm, 6,82± 1,77 mm, respetivamente, no **Grupo 2 (SRP+LASER).**

TABELA 3:Pontuação média do índice gengival com desvio padrão em ambos os grupos em diferentes intervalos de tempo

Group		Baseline	6 Weeks	3 Months
Group 1 (SRP)	Mean	1.83	1.02	0.61
	Std. Deviation	0.50	0.29	0.45
Group 2 (SRP+LASER)	Mean	1.77	0.93	0.09
	Std. Deviation	0.40	0.39	0.27

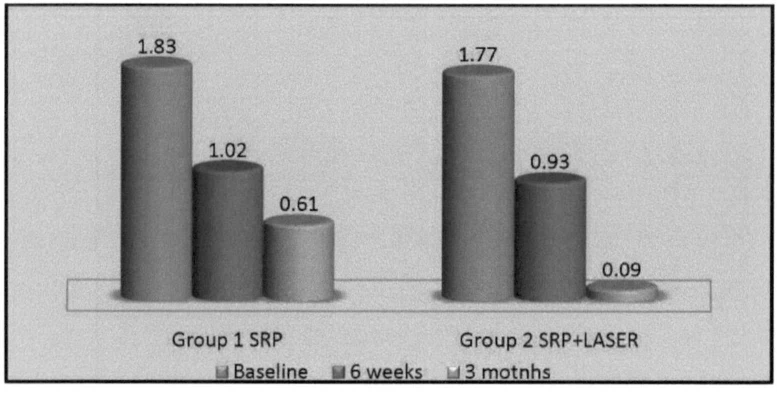

FIGURA 3

A TABELA 3 e a FIGURA 3 mostram o índice gengival médio com desvio padrão em diferentes intervalos de tempo. O índice gengival médio na linha de base, 6 semanas e 3 meses foi de 1,83± 0,50, 1,02± 0,29 e 0,61± 0,45, respetivamente, no **Grupo 1 (SRP)** e de 1,77± 0,40, 0,93± 0,39 e 0,09± 0,27, respetivamente, no **Grupo 2 (SRP+LASER).**

TABELA 4: Comparação intragrupo da alteração da profundidade média da bolsa de sondagem em diferentes intervalos de tempo em ambos os grupos (teste T de Student)

Paired Samples Test									
			Paired Differences						
Group			Mean	Std. Deviation	Std. Error Mean	T	df	Sig. (2-tailed)	Significance
Group 1	Pair 1	Baseline - 6 Weeks	1.21	0.37	0.09	12.70	15	<0.001**	HS
	Pair 2	Baseline - 3 Months	1.46	0.66	0.16	8.78	15	<0.001**	HS
	Pair 3	6 Weeks - 3 Months	0.25	0.47	0.11	2.15	15	0.048*	S
Group 2	Pair 1	Baseline -6 Weeks	1.29	0.39	0.09	13.02	15	<.001**	HS
	Pair 2	Baseline - 3 Months	2.22	0.74	0.18	11.99	15	<0.001**	HS
	Pair 3	6 Weeks - 3 Months	0.93	0.61	0.15	6.06	15	<0.001**	HS

A Tabela 4 mostra a análise estatística das alterações médias na profundidade da bolsa de sondagem (PPD) em diferentes intervalos de tempo em ambos os grupos. A alteração média na PPD da linha de base para 6 semanas foi de **1,21 ± 0,37 mm** e **1,29 ± 0,39 mm** para o **Grupo 1 (SRP)** e **o Grupo 2 (SRP + LASER)**, respetivamente, e da linha de base para 3 meses foi de **1,46 ± 0,66 mm** e **2,22 ± 0,74 mm** para o **Grupo 1 (SRP)** e **o Grupo 2 (SRP + LASER)**, respetivamente. Estas reduções na PPD foram altamente significativas **(p <0,001)**. A redução na PPD média de 6 semanas para 3 meses foi de **0,25 ± 0,47 mm** e **0,93 ± 0,61 mm** para o **Grupo 1 (SRP)** e **o Grupo 2 (SRP + LASER)**, respetivamente, o que foi significativo para o **Grupo 1 (SRP) (p = 0,048)** e altamente significativo para o **Grupo 2 (SRP + LASER) (p < 0,001)**.

TABLE 5: Comparação intragrupo da alteração do nível médio de vinculação relativa em diferentes intervalos de tempo (teste T de Student)

Paired Samples Test									
			Paired Differences						
Group			Mean	Std. Deviation	Std. Error Mean	t	Df	Sig. (2-tailed)	Significance
Group 1	Pair 1	Baseline- 6 Weeks	0.25	0.25	0.06	3.90	15	0.001**	HS
	Pair 2	Baseline- 3 Months	0.31	0.32	0.08	3.82	15	0.002**	HS
	Pair 3	6Weeks- 3 Months	0.06	0.17	0.04	1.46	15	0.164	NS
Group2	Pair 1	Baseline- 6 Weeks	0.70	0.42	0.10	6.57	15	<0.001**	HS
	Pair 2	Baseline- 3 Months	0.98	0.67	0.16	5.83	15	<0.001**	HS
	Pair 3	6 Weeks- 3 Months	0.28	0.51	0.13	2.20	15	0.044*	S

A Tabela 5 mostra a análise estatística das alterações médias nos níveis de fixação relativa (RAL) em diferentes intervalos de tempo em ambos os grupos. A alteração média no RAL da linha de base para 6 semanas foi de **0,25 ± 0,25 mm** e **0,70 ± 0,42** mm **para o Grupo 1 (SRP)** e **o Grupo 2 (SRP + LASER)**, respetivamente, e da linha de base para 3 meses foi de **0,31 ± 0,32 mm** e **0,98 ± 0,67 mm** para o **Grupo 1 (SRP)** e **o Grupo 2 (SRP + LASER)**, respetivamente. Estas reduções no RAL foram altamente significativas **(p<0,001)**. A redução no RAL médio de 6 semanas para 3 meses foi de **0,06 ± 0,17 mm** e **0,28 ± 0,51 mm** para o **Grupo 1 (SRP)** e **o Grupo 2 (SRP + LASER)**, respetivamente, o que não foi significativo para o **Grupo 1 (SRP) (p = 0,164)** e significativo para o **Grupo 2 (SRP + LASER) (p = 0,044)**.

TABLE 6: Comparação intragrupo da pontuação média do Índice Gengival em ambos os grupos em diferentes intervalos de tempo (Wilcoxon Signed Ranks Test)

Group		6 Weeks - Baseline	3 Months - Baseline	3 Months - 6 Weeks
Group 1	Z	-3.36	-3.35	-2.59
	Asymp. Sig. (2-tailed)	0.001**	0.001**	0.009**
Group 2	Z	-3.63	-3.59	-3.57
	Asymp. Sig. (2-tailed)	<0.001**	<0.001**	<0.001**

A Tabela 6 mostra a análise estatística das alterações médias nas pontuações do Índice Gengival (IG) em diferentes intervalos de tempo em ambos os grupos. A alteração média do IG de 6 semanas para a linha de base foi de **-3,36 e -3,63** para o **Grupo 1 (SRP)** e **o Grupo 2 (SRP + LASER)**, respetivamente, e de 3 meses para a linha de base foi de **-3,35 e -3,59** para o **Grupo 1 (SRP)** e **o Grupo 2 (SRP + LASER)**, respetivamente. A alteração média da IG de 3 meses para 6 semanas foi de **-2,59 e -3,57** para o **Grupo 1 (SRP)** e **o Grupo 2 (SRP + LASER)**, respetivamente. Estas reduções nos valores de IG de 6 semanas para a linha de base, de 3 meses para a linha de base e de 3 meses para 6 semanas foram altamente significativas **(p<0,001)** em ambos os grupos.

TABLE 7: Comparação intergrupos da profundidade média da bolsa de sondagem em diferentes intervalos de tempo (teste T de Student emparelhado)

Group Statistics							
	Group	Mean	Std. Deviation	Mean Difference	Std. Error Difference	Sig. (2-tailed)	Significance
Baseline	Group 1	4.42	0.49	0.06	0.18	0.763	NS
	Group 2	4.36	0.56				
6 weeks	Group 1	3.21	0.59	0.15	0.21	0.497	NS
	Group 2	3.07	0.61				
3 months	Group 1	2.96	0.72	0.81	0.23	0.002**	HS
	Group 2	2.14	0.58				

A Tabela 7 mostra a análise estatística da comparação das pontuações da Profundidade da Bolsa de Sondagem (PPD) em diferentes intervalos de tempo entre os dois grupos. Os valores médios de PPD na linha de base, 6 semanas e 3 meses para o **Grupo 1 (SRP)** foram **de 4,42 mm, 3,21 mm** e **2,96 mm, respetivamente,** enquanto que para o **Grupo 2 (SRP + LASER)** foram **de 4,36 mm, 3,07 mm** e **2,14 mm**, respetivamente. Na avaliação comparativa, a diferença nos valores médios entre **o Grupo 1 (SRP)** e o **Grupo 2 (SRP + LASER)** não foi estatisticamente significativa em todos os intervalos de tempo.

TABLE 8: Comparação intergrupos do nível médio de vinculação relativa em diferentes intervalos de tempo (teste T de Student emparelhado)

Group Statistics							
	Group	Mean	Std. Deviation	Mean Difference	Std. Error Difference	Sig. (2-tailed)	Significance
Baseline	Group 1	7.63	1.34	-0.16	0.54	0.759	NS
	Group 2	7.80	1.68				
6 weeks	Group 1	7.38	1.16	0.29	0.51	0.586	NS
	Group 2	7.10	1.68				
3 months	Group 1	7.32	1.12	0.50	0.52	0.344	NS
	Group 2	6.82	1.77				

A Tabela 8 mostra a análise estatística da comparação dos escores do nível relativo de apego (RAL) em diferentes intervalos de tempo entre os dois grupos. Os valores médios do RAL na linha de base, 6 semanas e 3 meses para o **Grupo 1 (SRP)** foram de **7,63 mm, 7,38 mm** e **7,32 mm, respetivamente,** enquanto que para o **Grupo 2 (SRP + LASER)** foram de **7,80 mm, 7,10 mm** e **6,82 mm**, respetivamente. Na avaliação comparativa, a diferença nos valores médios entre **o Grupo 1 (SRP)** e o **Grupo 2 (SRP + LASER)** não foi estatisticamente significativa às 6 semanas e aos 3 meses.

TABLE 9: Comparação intergrupos da pontuação média do Índice Gengival em ambos os grupos em diferentes intervalos de tempo (teste U de Mann-Whitney)

	Baseline	6 Weeks	3 Months
Mann-Whitney U	122.50	112.00	5.00
Wilcoxon W	258.50	248.00	189.00
Z	-0.25	-0.79	-3.22
Asymp. Sig. (2-tailed)	0.806	0.428	0.001**
Exact Sig. [2*(1-tailed Sig.)]	0.838	0.564	0.004

A Tabela 9 mostra que a diferença entre os dois grupos não foi estatisticamente significativa após 6 semanas **(p=0,428)**, mas uma melhora altamente significativa **(p=0,001)** foi encontrada no **Grupo 2** do que no **Grupo 1** após 3 meses.

6. DISCUSSÃO

A doença periodontal resulta da inflamação das estruturas de suporte dos dentes em resposta a infecções crónicas causadas por várias bactérias periodontopáticas. Os principais objectivos da terapia periodontal são a eliminação de depósitos e nichos bacterianos através da remoção dos biofilmes supragengivais e subgengivais e o restabelecimento da compatibilidade biológica das superfícies radiculares periodontalmente doentes para posterior fixação dos tecidos periodontais à superfície radicular tratada[5] .

A terapia periodontal não cirúrgica é considerada como o padrão de ouro com o qual os outros métodos são frequentemente comparados. É direcionada para a remoção do biofilme microbiano das superfícies radiculares dos dentes periodontalmente doentes. Inclui o desbridamento mecânico, que consiste na destartarização meticulosa e no alisamento radicular com instrumentos manuais e/ou eléctricos, combinados com medidas de higiene oral adequadas.

Os estudos demonstraram que a terapia não cirúrgica produz melhorias na saúde periodontal, medidas através da redução da profundidade de sondagem, da hemorragia à sondagem e do aumento do nível de inserção clínica[51] . No entanto, a destartarização e alisamento radicular (SRP) nem sempre é bem sucedida na redução do cálculo e das bactérias subgengivais para níveis limiares que resultem na eliminação da inflamação clínica, particularmente em bolsas profundas onde as bactérias periodontopáticas podem persistir mesmo após a SRP. Este facto pode levar à recolonização dos locais tratados[63] . As limitações da terapia periodontal não cirúrgica convencional levaram à exploração de outras opções de tratamento para melhorar os resultados clínicos. Foram desenvolvidas várias modalidades de tratamento adjuvante para ultrapassar estas limitações[78] .

"A MAIOR DÁDIVA DA HUMANIDADE PARA SI PRÓPRIA É A DESCOBERTA DAS CIÊNCIAS DA SAÚDE"

A procura da perfeição fez com que os cirurgiões dentistas incorporassem inovações mais recentes na sua terapia e a utilização do laser é uma delas.

Com base na teoria da emissão espontânea de radiação de Albert Einstein, **Mainman** desenvolveu o primeiro protótipo de laser em 1960. O dispositivo de Mainman utilizava um meio cristalino de rubi que emitia uma luz radiante coerente a partir do cristal quando estimulado por energia. Foi assim criado o laser de rubi. Pouco tempo depois, em **1961, Snitzer[69]** publicou o protótipo do laser Nd:YAG. A primeira aplicação de um laser aos tecidos dentários foi relatada por **Goldman L et al em 1964[28] .Stern RH e Sognnaes RF[72] em 1972** descreveram os efeitos do laser de rubi no esmalte e na dentina. No entanto, a relação atual da medicina dentária com o laser tem a sua origem num artigo publicado em **1985 por Myers e Myers[50]** que descrevia a remoção in vivo de cáries dentárias utilizando um laser oftálmico Nd:YAG modificado. Quatro anos mais tarde, foi sugerido que o laser Nd:YAG poderia ser utilizado para cirurgia dos tecidos moles orais, o que acabou por conduzir à atual relação entre os lasers e a periodontia clínica[15] .

Atualmente, estão disponíveis vários sistemas laser para utilização dentária. Os lasers de diodo semicondutor, de dióxido de carbono (CO_2) e de diodo dopado com neodímio-Yittrium-Aluminium-Garnet (Nd:YAG) já foram aprovados pela United States Food and Drug Administration para o tratamento de tecidos moles na cavidade oral[71] .

O laser de díodo, com um comprimento de onda entre 655 nm e 980 nm, pode acelerar a cicatrização de feridas através da facilitação da síntese de colagénio, da promoção da angiogénese e do aumento da libertação de factores de crescimento. Os efeitos térmicos e fotodisruptivos do laser resultam na eliminação de bactérias periodontopáticas e podem ser benéficos no tratamento da periodontite. Os parâmetros variáveis do laser, como a energia de impulso, a potência de saída da taxa de impulso e o tempo de irradiação, bem como o comprimento de onda de um sistema laser, são decisivos para o efeito biológico do feixe laser, uma vez que determinam a sua absorção e interação no tecido[40] . Apesar destes potenciais efeitos benéficos, foram comunicados resultados clínicos controversos para o laser de díodo por vários estudos realizados em seres humanos, comparando a utilização adjuvante do laser de díodo com a destartarização e o alisamento radicular com a destartarização e o alisamento radicular isolados[63] .

O presente estudo, intitulado "**Avaliação clínica do laser de díodo em tecidos moles como adjuvante da terapia periodontal não cirúrgica**", foi realizado no **Departamento de Periodontologia da Faculdade de Medicina Dentária e Instituto de Investigação Guru Nanak Dev, em Sunam.** Foi obtido um consentimento informado de todos os indivíduos que participaram no estudo. Foi obtida uma autorização ética do comité de ética do instituto. Só foram incluídos no estudo os doentes com periodontite crónica que preenchiam os critérios já mencionados nos materiais e métodos. Os critérios de seleção do presente estudo estavam de acordo com os estudos de **DukicW et al (2013)**[19] e **Shah C et al (2013)**[65].

Foi seguido um desenho de estudo de boca dividida em que foram selecionados 16 doentes de ambos os sexos na faixa etária dos 25-65 anos. Os indivíduos nesta faixa etária podem geralmente manter o protocolo do estudo. O principal objetivo do desenho de boca dividida foi remover todos os componentes relacionados com as diferenças entre os sujeitos das comparações de tratamento. Ao efetuar comparações dentro do doente em vez de comparações entre doentes, a variância do erro da experiência foi reduzida, obtendo-se assim melhores resultados estatísticos[33] . Assim, neste estudo, os lados contralaterais foram selecionados e os parâmetros clínicos foram registados.

Durante este estudo, na consulta de rastreio, foi efectuada uma destartarização supragengival em todos os indivíduos. Duas semanas após a terapia inicial, o exame periodontal foi novamente realizado e apenas foram selecionados os pacientes que apresentavam uma profundidade de bolsa à sondagem entre 4 e 6 mm, pelo menos num local dos lados contralaterais. **Dukic W et al (2012)**[19] mostrou que o grupo do laser, quando comparado com o grupo de controlo, não demonstrou uma redução significativa na profundidade da bolsa durante o período de 18 semanas em bolsas profundas (7 a 10 mm). Além disso, de acordo com o estudo de **Badersten A et al (1981)**[6] , as profundidades das bolsas de sondagem de locais com 4-7,5 mm de profundidade mostraram uma redução significativa quando tratadas com terapia periodontal não cirúrgica, enquanto foi observada alguma perda de ligação nas bolsas pouco profundas. Assim, foram incluídos pacientes com profundidade de bolsa de 4 a 6 mm. Esta foi a visita de referência, na qual foi efectuada uma destartarização subgengival completa e foram registados parâmetros clínicos como a **profundidade de bolsa à sondagem (PPD), o nível de fixação relativo (RAL) e o índice gengival (GI)**. Posteriormente, os locais de tratamento foram distribuídos aleatoriamente em dois grupos:

Grupo 1- onde foi efectuada **a destartarização e alisamento radicular (SRP)** com instrumentos manuais.

Grupo 2 - onde foi efectuada **a terapia DiodeLaser juntamente com a destartarização e aplainamento radicular (SRP)** com instrumentos manuais.

Todos os parâmetros foram registados por um único examinador para eliminar a variabilidade interexaminadores. Os parâmetros clínicos foram registados para todos os doentes em na linha de base, 6 semanas e 3 meses. Isto estava de acordo com os estudos de **Caruso U et al (2008)**[12] e **Kreisler M et al (2005)**[41]. Para o presente estudo, foram selecionadas as visitas de acompanhamento às 6 semanas e aos 3 meses, uma vez que, de acordo com **Cobb CM et al (1996)**[16] , é de esperar que o epitélio juncional demore aproximadamente uma semana a cicatrizar após o desbridamento, enquanto o tecido conjuntivo subjacente pode demorar 4 semanas. Por conseguinte, a sondagem após o tratamento deve ser evitada durante, pelo menos, um mês.

No presente estudo, foi utilizado um laser de díodo (940 nm) com uma potência de 2 W em modo pulsado. Quando operando em modo pulsado, a potência de 2W e o ciclo de trabalho ajustado para 1/2 resultaram numa emissão de potência média de 1W por segundo. Isto estava de acordo com os estudos deMoritz **A et al (1998)**[49] **, Haypek P et al (2006)**[31] **, Caruso U et al (2008)**[12] **,Dukic W et al (2013)**[19] eCrispino **A et al (2015)**[18] **. Crispino A et al (2015)**[18] relataram que o modo pulsado tem vantagens clínicas importantes, ou seja, permite o relaxamento térmico durante o tempo de pausa, evitando o sobreaquecimento e a carbonização do tecido irradiado. Por outro lado, **Kreisler M et al (2005)**[41] e Cobb **CM (2006)**[15] utilizaram um laser de alta potência (2,5W) que causou danos como fusão, carbonização e necrose, bem como aquecimento excessivo da superfície radicular. Por isso, no presente estudo foi utilizada a potência de 2W para evitar danos aos tecidos periodontais.

A ponta de fibra ótica foi inserida na bolsa periodontal e a ponta foi iniciada. A ponta foi movida da direção apical para a coronal, paralelamente à superfície da raiz, num movimento de varrimento durante a emissão do laser. De acordo com **Radvar M et al (1996)**[57] só quando o feixe de laser é guiado paralelamente à superfície da raiz é que não causa danos na raiz, enquanto que a radiação laser aplicada perpendicularmente danifica a superfície da raiz. Por isso, para evitar esse efeito, utilizou-se a ponta de fibra com um movimento do tipo "pincel" durante o trabalho nos tecidos moles. Isto foi efectuado bucalmente, lingualmente, mesialmente e distalmente. Cada bolsa foi irradiada durante 20 segundos, conforme sugerido por **Dukic W et al (2013)**[19] .

Profundidade da bolsa de sondagem (PPD)

A profundidade média da bolsa à sondagem diminuiu de 4,42± 0,49 mm no início para 3,21± 0,59 mm às 6 semanas e 2,96± 0,72 mm aos 3 meses no **Grupo 1 (SRP)** e de 4,36± 0,56 mm para 3,07± 0,61 mm e 2,14± 0,58 mm, respetivamente, no **Grupo 2 (SRP+LASER) (Tabela 1 e figura 1).** Estes resultados mostraram que houve uma redução significativa da profundidade média da bolsa de sondagem em ambos os grupos, o que está de acordo com o estudo de Caton **JG et al (1979)**[14] **Sbordone L et al (1990)**[60] , **Moritz A et al (1998)**[49] , **Kreisler M et al (2005)**[41] e **Fallah A et al (2010)**[23] .

Sbordone L et al (1990)[60] referiram que os locais doentes tratados com um único episódio de destartarização e aplainamento radicular apresentavam uma microflora semelhante à dos locais saudáveis 7 dias após o tratamento. A redução da profundidade da bolsa de sondagem após a SRP deve-se à retração gradual do tecido na direção apical e em direção à superfície radicular. A interface entre a superfície da raiz e o epitélio da bolsa anterior é parcialmente transformada num epitélio juncional longo. A presença de um epitélio juncional longo e o aumento do conteúdo em fibras de colagénio resultam numa maior resistência dos tecidos à penetração de sondas periodontais, tal como sugerido por **Caton JG et al (1979)**[14] . A redução da profundidade da bolsa de sondagem no **Grupo 2** pode ser atribuída ao facto de o laser de díodo ter um efeito térmico desinfetante sobre as bactérias que se limita basicamente à superfície da raiz. O efeito térmico do feixe de laser baseia-se na absorção da radiação pelos tecidos e na subsequente transformação da energia do laser em calor. A luz laser não só elimina as bactérias como também inativa as toxinas bacterianas difundidas no cemento radicular, como sugerido por **Moritz A et al (1998)**[49] . Segundo **Riberio IWJ et al (2008)**[59] laser induz a vasodilatação local, melhorando a circulação para drenagem de fluidos, proporcionando um efeito anti-inflamatório. Além disso, a bioestimulação dos tecidos leva à aceleração do processo de cicatrização devido à proliferação celular, e induz alterações na atividade fisiológica das células.

Ao comparar a redução da profundidade média da bolsa à sondagem entre o Grupo 1 e o Grupo 2, verificou-se que era estatisticamente não significativa às 6 semanas **(p = 0,49)**, mas altamente significativa aos 3 meses **(p = 0,002) (Tabela 7)**. Resultados semelhantes foram também obtidos por Norten **LA et al (1970)**[52] **, Moore J et al (1986)**[48] **,Ho GL et al (1989)**[32] **,Hammerle CH et al (1991)**[29] **,Moritz A et al (1998)**[49] **,Caruso U et al (2008)**[12] **, Kreisler M et al (2005)**[41] **,Kamama J et al (2009)**[35] e **Shah C et al (2013)**[65] . A razão para a redução significativa da profundidade da bolsa de sondagem no Grupo 2, em comparação com o Grupo 1, com um intervalo de 3 meses, pode ser atribuída à inativação de endotoxinas bacterianas difundidas no cemento radicular pelo laser de díodo, tal como sugerido por **Norten LA et al (1970)**[52] , **Moore J et al (1886)**[48] **e Moritz A et al (1998)**[49] **.Moore J et al (1986)**[48] sugeriram ainda que as endotoxinas soltas e aderentes à superfície radicular só podem ser parcialmente eliminadas por SRP e pela utilização de produtos químicos.**Moritz A et al (1998)**[49] no seu estudo concluíram que o laser de díodo resultou na desmineralização do cemento e na exposição do colagénio, o que subsequentemente teve um efeito positivo na fixação celular.**Ho GL et al (1989)**[32] e Hammerle **CH et al (1991)**[29] atribuíram a redução da profundidade da bolsa de sondagem à recolagenização das fibras supracrestais.

Nível de ligação relativo (RAL)

O nível médio de inserção relativa diminuiu de 7,63 ± 1,35 mm na linha de base para 7,38 ± 1,16 mm às 6 semanas e 7,32 ± 1,12 mm aos 3 meses no **Grupo 1 (SRP)** e de 7,80 ± 1,68 mm para 7,10 ± 1,68 mm e 6,82 ± 1,77 mm na linha de base, 6 semanas e 3 meses, respetivamente, no **Grupo 2 (SRP+LASER) (Tabela 2 e Figura 2).** Os resultados do presente estudo mostraram que houve uma melhoria significativa do RAL em ambos os grupos, o que está de acordo com os estudos de **Badersten A et al (1984)**[6] **, Kreisler M et al (2005)**[41] **, Castro GL et al (2006)**[13] **, Benedicenti S et al (2008)**[9] **, Caruso U et al (2008)**[12] **,Biagani G et al (1988)**[10] **,Shah C et al (2013)**[65] eSoares **DM et al (2013)**[70] **.Biagani G et al (1988)**[10] descobriram que o ganho no nível de fixação relativa após a destartarização e o alisamento radicular se deve à substituição gradual do infiltrado de células inflamatórias e ao aumento do número de capilares presentes no tecido conjuntivo gengival por tecidos mais ricos em colagénio.**Conlan MJ et al (1996)**[17] concluíram que se verificou um aumento de cerca de 50% da proliferação e diferenciação de fibroblastos e da síntese de colagénio no ligamento periodontal após a SRP, o que acelerou o processo de cicatrização e o ganho no nível de fixação relativa. O ganho no nível de fixação relativa quando o laser de díodo é utilizado como adjuvante pode ser atribuído à atividade mitocondrial estimulada pelo laser, com uma produção de ATP intracelular >22% nas células irradiadas em comparação com as não expostas à energia radiante, resultando numa redução para metade do tempo de duplicação celular, tal como sugerido por **Benedicenti S**

[9]Um estudo de **Soares DM et al (2013)**[70] demonstrou que a irradiação laser de baixa intensidade (LLLI) tem um efeito estimulador positivo na proliferação de células estaminais do ligamento periodontal humano. Devido ao efeito bioestimulante, a terapia laser induz a aceleração dos processos mitóticos nos tecidos irradiados, sem causar alterações estruturais ou funcionais que resultem num aumento do nível de fixação relativa.

Ao comparar a melhoria no nível médio de fixação relativa no Grupo 1 e no Grupo 2, a diferença foi estatisticamente não significativa às 6 semanas e aos 3 meses **(Tabela 8)**, o que estava de acordo com o estudo de **Birang R et al (2011)**[11] **,Lobo TM e Pol DG et al (2015)**[44] **.CastroGL et al (2006)**[13] realizaram uma avaliação histológica in vivo do cemento através da utilização de laser de díodo em adição aos procedimentos de SRP e concluíram que a terapia com laser não causa qualquer alteração mecânica ou dano térmico ao cemento, enquanto se verificou alguma alteração mecânica com a SRP. Os estudos de Kamama **J et al (2009)**[35] **e Birang R et al (2011)**[11] relataram que, aos 3 meses de acompanhamento, o grupo do laser não mostrou quaisquer diferenças significativas em relação aos grupos de controlo em termos de nível de fixação relativa. No entanto, os estudos de **Caruso U et al (2008)**[12] **, Shah C et al (2013)**[65] eCrispino **A et al (2015)**[18] mostraram que a combinação da terapia com laser de díodo com a destartarização e o alisamento radicular apresentou uma melhoria clínica mais significativa do que a terapia convencional isolada.

Índice gengival (IG)

O índice gengival médio reduziu de 1,83 ± 0,50 na linha de base para 1,02 ± 0,29 às 6 semanas e 0,61 ± 0,45 aos 3 meses no **Grupo 1 (SRP)** e de 1,77 ± 0,40 na linha de base para 0,93 ± 0,39 e 0,09 ± 0,27 às 6 semanas e 3 meses, respetivamente, no **Grupo 2 (SRP+LASER) (Tabela 3 e Figura 3).** Os resultados mostraram que houve uma redução significativa do IG em ambos os grupos, o que estava de acordo com o estudo de **Zare D et al (2014)**[78] **e Badeia RA et al (2013)**[5] , que sugeriram que isto poderia ser atribuído à remoção de factores locais e à redução da gravidade da inflamação. De acordo com **Tezel A et al (2009)**[73] , a terapia com laser tem um efeito estimulador nos linfócitos, macrófagos, mastócitos e aumenta a produção de vários tipos de células, que são agentes anti-inflamatórios. Também melhora a microcirculação, o que reduz o edema através da alteração da pressão hidrostática dos capilares e leva à formação de um novo endotélio, novos vasos sanguíneos que ajudam na formação de tecido de granulação e na aceleração da cicatrização.

Na comparação, a redução do índice gengival às 6 semanas entre ambos os grupos foi estatisticamente não significativa **(p=0,428)**, enquanto aos 3 meses a redução média foi altamente significativa **(p=0.001)** no **Grupo 2 (SRP+LASER) (Tabela 9)** em comparação com o **Grupo 1 (SRP)**, o que está de acordo com o estudo de **CarusoU et al (2008)**[12] , que sugeriu que a redução da inflamação periodontal pode estar relacionada com a redução dos níveis de prostaglandinas E2 (um potente estimulador da inflamação e da reabsorção óssea nos tecidos conjuntivos das lesões periodontais), devido aos efeitos do tratamento com laser.

Gao X et al (2009)[76] referiram que a irradiação pode levar à ativação de componentes da cadeia respiratória mitocondrial e ao início de uma cascata de sinalização que promove a mitose e a secreção de factores de crescimento. Sugeriram que o fator de crescimento dos fibroblastos tem um efeito anti-inflamatório, que o fator de crescimento endotelial vascular desempenha um papel na angiogénese, na inflamação e na cicatrização de feridas e que o fator de crescimento epidérmico promove uma resposta migratória dependente da dose nos fibroblastos gengivais para acelerar a cicatrização de feridas.Estudos efectuados por **Caruso U et al (2008)**[12] , **Rebeiro IWJ et al (2008)**[59] , **Badeia RA et al (2013)**[5] e **Zare D et al (2014)**[78] demonstraram que o laser de díodo, quando utilizado como adjuvante da destartarização e do alisamento radicular, conduz a uma maior melhoria dos parâmetros clínicos em comparação com a destartarização e o alisamento radicular isolados.

Assim, o presente estudo favorece a utilização do laser de díodo (940 nm) como adjuvante da destartarização e alisamento radicular no tratamento da periodontite crónica. Embora os resultados possam justificar a utilização deste protocolo no tratamento da periodontite crónica, deve ser cuidadosamente considerada uma análise de custo-benefício, tendo em conta o elevado investimento necessário para a aplicação do laser, que pode não justificar este benefício adicional limitado. Estes resultados também devem ser considerados com cautela, tendo em conta as limitações deste ensaio clínico, nomeadamente a dimensão limitada da amostra, a curta duração do estudo e as diferenças entre os protocolos de tratamento testados, o que pode dificultar uma análise comparativa direta. Os resultados devem ser interpretados com cautela até que existam vários ensaios clínicos aleatórios independentes com poder estatístico suficiente.

7. RESUMO E CONCLUSÕES

O estudo teve como objetivo avaliar e comparar os efeitos da destartarização e do alisamento radicular com e sem a utilização do laser de díodo na periodontite crónica. Foram selecionados doentes de ambos os sexos, com idades compreendidas entre os 25 e os 65 anos, que sofriam de periodontite crónica. A visita de referência foi planeada após 2 semanas da visita de rastreio. O exame periodontal foi novamente realizado e apenas os doentes que apresentavam uma profundidade de bolsa à sondagem entre 4 e 6 mm, pelo menos num local em dois lados contralaterais, foram selecionados e os parâmetros clínicos, como a **profundidade de bolsa à sondagem (PPD), o nível de fixação relativo (RAL) e o índice gengival (GI)**, foram registados. Os locais selecionados foram divididos aleatoriamente em 2 grupos:

GRUPO 1: onde apenas foi efectuada a destartarização e alisamento radicular (SRP) com instrumentos manuais.

GRUPO 2: onde foi efectuada a terapia com laser de díodo juntamente com a destartarização e aplainamento radicular (SRP) com instrumentos manuais.

Os pacientes foram reavaliados quanto à profundidade de sondagem (PPD), nível de fixação relativo (RAL) e índice gengival (GI) após 6 semanas e 3 meses. Os resultados obtidos foram tabulados e a representação gráfica foi efectuada para ambos os grupos. Os resultados obtidos foram submetidos a análise estatística e a significância foi avaliada. A partir destes resultados, foram retiradas as seguintes conclusões:

1. Ambas as modalidades de tratamento, ou seja, raspagem e alisamento radicular (SRP) e SRP + laser, foram significativamente eficazes na melhoria dos parâmetros clínicos de PPD, RAL e GI no tratamento da periodontite crónica às 6 semanas e aos 3 meses.
2. Os pacientes que receberam destartarização e alisamento radicular (Grupo 1) como tratamento para a periodontite crónica mostraram uma redução estatisticamente significativa ou altamente significativa da PPD, uma melhoria do RAL e uma diminuição do GI às 6 semanas e aos 3 meses.
3. Os doentes que receberam laser de díodo como adjuvante da SRP também apresentaram uma redução altamente significativa da PPD, uma melhoria do nível de fixação relativa e uma diminuição da GI às 6 semanas e aos 3 meses.
4. Ao comparar os dois grupos, pode concluir-se que o laser de díodo, quando utilizado como adjuvante do SRP, resulta numa redução estatisticamente muito significativa da profundidade da bolsa, bem como das pontuações do índice gengival no intervalo de 3 meses, ao passo que o ganho no nível de fixação relativa foi estatisticamente insignificante em comparação.

Assim, os resultados do presente estudo favorecem a utilização do **laser de díodo (940 nm)** como adjuvante da destartarização e alisamento radicular (SRP) no tratamento da periodontite crónica. No entanto, os resultados devem ser interpretados com cautela até que existam vários ensaios clínicos aleatórios independentes com poder estatístico suficiente.

BIBLIOGRAFIA

1. **Alves VTE, Andrade AKPD, Toaliar JM, Conde MC, Zezell DM, Cai S, Pannuti CM e Micheli GD.** Avaliação clínica e microbiológica do laser de diodo de alta intensidade adjuvante ao tratamento periodontal não cirúrgico: um ensaio clínico de 6 meses. *Clin Oral Invest. 2013; 17: 87-95.*

2. **Andriaens PA e Adriaens LM.** Effects of nonsurgical periodontal therapy on hard and soft tissues (Efeitos da terapia periodontal não cirúrgica nos tecidos duros e moles). *Periodontol 2000. 2004;36:121-45.*

3. **Baburao LN, Neelkanth BG, Vivek R e Dilip MS**. Efeito do laser de díodo nas superfícies radiculares periodontalmente afectadas: Um estudo in vitro com microscópio eletrónico de varrimento. *J Dent Lasers. 2014;8:2-7.*

4. **Bach G, Neckel C, Mall C e Krekeler G**. Terapia convencional versus terapia assistida por laser da periimplantite: um estudo comparativo de cinco anos. *Implant Dent. 2000;9(3):247-51.*

5. **Badeia RA, Rajab MS e Hazeem MI.** Eficácia do laser de díodo com diferentes intensidades como adjuvante do tratamento mecânico tradicional da periodontite crónica. *MDJ. 2013; 10(1):137-46.*

6. **Badersten A, Nilve'us R e Egelberg J.** Effect of non-surgical periodontal therapy. I. Periodontite moderadamente avançada. *J Clin Periodontol. 1981; 8: 57-72.*

7. **Balasubramaniam AS, Thomas LJ, Ramakrishnanan T e Ambalavanan N.**

Efeitos a curto prazo do tratamento periodontal não cirúrgico com e sem utilização de laser de díodo (980 nm) nos níveis séricos de metabolitos reactivos de oxigénio e parâmetros clínicos periodontais em pacientes com periodontite crónica: A randomized controlled trial. *Quintessence Int. 2014;45(3):193-201.*

8. **Bassir SH, Moslemi N, Jamali R, Mashmouly S, Fekrazad R, Chiniforush N, Shamshiri AR e Nowzari H.**Photoactivated disinfection using lightemitting diode as an adjunct in the management of chronicperiodontitis:a pilot double-blind split-mouth randomized clinical trial. *J Clin Periodontol. 2013;40(1):65-72.*

9. **Benedicenti S, Pepe IM, Angiero F e Benedicenti A.** O nível de ATP intracelular aumenta em linfócitos irradiados com luz laser infravermelha de comprimento de onda de 904 nm. *Photomed Laser Surg. 2008; 26(5):451-3.*

10. **Biagini G, Checchi L, Miccoli MC, Vasi V e Castaldini C.**Root curettage and gingival repair in periodontics. *J Periodontol. 1988; 59: 124-9.*

11. **Birang R, Yaghini J, Adibrad M, Kiany S, Mohammadi Z e Birang E.** Os efeitos do laser de díodo (comprimento de onda de 980nm) e do gel de clorexidina no tratamento da periodontite crónica. *J Lasers in Med.Sci. 2011;2(4):131-8.*

12. **Caruso U, Nastri L, Piccolomini R, Ercole S, Mazza C e Guida L.** Utilização do laser de díodo 980 nm como terapia adjuvante no tratamento da periodontite crónica. Um ensaio clínico controlado e aleatório. *New Microbiol. 2008;31(4):513-8.*

13. **Castro GL, Gallas M, Nunez IR, Borrajo JL e Varela LG.**Avaliação histológica da utilização do laser de díodo como adjuvante do tratamento periodontal tradicional. *Photomed Laser Surg. 2006;24(1):64-8.*

14. **Caton JG e Zander HA**. A ligação entre o dente e os tecidos gengivais após o aplainamento periódico das raízes e a curetagem dos tecidos moles. *J Periodontol. 1979; 50: 462-6.*

15. **Cobb CM**. Lasers em periodontia: Uma revisão da literatura. *J Periodontol. 2006; 77: 545-64.*

16. **Cobb CM**. Terapia não cirúrgica da bolsa: Mecânica. *Ann Periodontol. 1996;1(1): 443-90.*

17. **Conlan MJ, Rapley JW e Cobb CM**. Bioestimulação da cicatrização de feridas por irradiação laser de baixa energia. Uma revisão. *J Clin Periodontol. 1996;23(5):492-6.*

18. **Crispino A, Figliuzzi MM, Iovane C, Del Giudice T, Lomanno S, Pacifico D, Fortunato L e Del Giudice R.** Eficácia de um laser de díodo em complemento da terapia periodontal não cirúrgica: estudo de intervenção. *Ann Stomatol (Roma). 2015; 6(1): 15-20.*

19. **Dukic W, Bago I, Aurer A e Roguljic M.** Eficácia clínica da terapia com laser de díodo como adjuvante do tratamento periodontal não cirúrgico: Um estudo clínico aleatório. *J Periodontol. 2013;84(8):1111-7.*

20. **Elavarasu S, Suthanthiran T, Thangavelu A, Mohandas L, Selvaraj S e**

Saravanan J. Lasercurettage como adjuvante da SRP, em comparação com a SRP isolada, em pacientes com periodontite e diabetes mellitus tipo 2 controlada: Um estudo clínico comparativo. *J Pharm Bioall Sci. 2015; 7:S636-42.*

21. **ElShenawy H, Elkhodary A, Sharaf H, Al-Hadedi S e Mostafa M.** Gestão da Periodontite em Pacientes com Síndrome de Down Utilizando Laser de Díodo de Baixa Energia. *WebmedCentralDENTISTRY. 2010; 1(10):WMC00990.*
22. **Etemadi A, Sadeghi M, Abbas FM, Razavi F, Aoki A, Azad RFe ChiniforushN.**Comparação da eficiência e morfologia da superfície radicular após destartarização com lasers Er:YAG e Er,Cr:YSGG.*Int J Periodontics Restorative Dent. 2013;33(6):e140-4.*
23. **Fallah A.** Effects of 980nm diode laser treatment combined with scaling and root planing on periodontal pockets in chronic periodontitis patients. *Lasers em Medicina Dentária. 2010;75(49):1-11.*
24. **Fay G.** Laser de díodo para tratamento periodontal: a história até agora. *OralHealth. 2009:44-6.*
25. **Gianneli M, Formigli L, Lorenzini L e Bani D.** Terapia combinada de laser de díodo fotoablativo e fotodinâmico como adjuvante do tratamento periodontal não cirúrgico. Um ensaio clínico aleatório de boca dividida. *J Clin Periodontol 2012;39(10):962-70.*
26. **Gkogkos AS, Karoussis IK, Prevezanos ID, Marcopoulou KE, Kyriakidou K e Vrotsos IA.** Efeito da Terapia Laser de Baixo Nível

Nd:YAG nos Fibroblastos Gengivais Humanos. *Int J Dent. 2015; 258941.*

27. **Gojkov-Vukelic M, Hadzic S, Dedic A, Konjhodzic R e Beslagic E.** Aplicação de um laser de díodo na redução de agentes patogénicos periodontais específicos. *Ata Inform Med. 2013;21(4):237-40.*
28. **Goldman L, Hornby P, Meyer R e Goldman B.** Impact of the laser on dental caries (Impacto do laser na cárie dentária). *Nature. 1964;203:417.*
29. **Hammerle CH, Joss A e Lang NP.** Efeitos a curto prazo da terapia periodontal inicial (fase higiénica). *J Clin Periodontol. 1991;18(4):233-9.*
30. **Harris DM e Reinisch L.** Sulcular Debridement with Pulsed Nd:YAG. *Lasers SurgMed. 2016; 48(8): 763-77.*
31. **Haypek P, Zezell MD, Bachmann L e Marques MM.** Interação entre o laser de díodo de alta potência e a superfície radicular dentária. Análise morfológica térmica e de biocompatibilidade. *J Oral Laser Applications. 2006;6(1):101-9.*
32. **Hou GL e Tsai CC.** Observações clínicas dos efeitos da terapia periodontal não cirúrgica na doença periodontal humana.II. Raspagem ultra-sónica e alisamento radicular durante 6 meses. *Gaoxiong Yi XueKeXueZaZhi. 1989; 5(2): 72-86.*
33. **Hujoel PP e DeRouen TA.** Questões de validade em ensaios de boca dividida. *J Clin Periodontol. 1992; 19: 625-7.*
34. **Israel M, Cobb CM, Rossmann JA e Spencer P.** Os efeitos dos lasers de CO2, Nd:YAG e Er:YAG com e sem refrigerante de superfície nas superfícies das raízes dos dentes. Um estudo in vitro. *J Clin Periodontol. 1997;24:595-602.*

35. **Kamma JJ, Vasdekis VG e Romanos GE.** O efeito do tratamento da periodontite agressiva com laser de díodo (980 nm): avaliação de parâmetros microbianos e clínicos. *Photomed Laser Surg. 2009;27(1):11-9.*

36. **Kardum MI, Jurak I, Troselj KG, Pavelic K, Aurer A e Ibrahimagic L.** Os efeitos da destartarização e do alisamento radicular nos parâmetros clínicos e microbiológicos das doenças periodontais. *Ata Stomatol Croat. 2001;35(1):39-42.*

37. **Karlsson MR, Diogo Lofgren CI e Jansson HM**. O efeito da terapia laser como adjuvante do Tratamento Periodontal Não Cirúrgico em indivíduos com Periodontite Crónica: Uma Revisão Sistemática. *J Periodontol. 2008;79(11):2021-8.*

38. **Katuri KK, Bollepali AC, Sunkireddy HKR, Chilakalapudi HCBC, Kurapati S e Vinnakota NR.** Eficácia clínica do tratamento assistido por laser Procedimento New Attachment como adjuvante do tratamento periodontal não cirúrgico: Um estudo clínico randomizado. *J International Oral Health. 2015;7(11):57-62.*

39. **Kim JH, Herr Y, Chung JH, Shin SI e Kwon YH.** Efeito da irradiação com laser dopado com érbio: ítrio, alumínio e granada na microestrutura e rugosidade da superfície de implantes jacteados com areia, de grão grande e gravados com ácido. *J Periodontol Implant Sci. 2011;41: 135-42.*

40. **Kreisler M, Meyer C, Stender E, Daublander M, Willershausen- Zonnchen B e d'Hoedt B**. Effect of diode laser irradiation on the attachment rate of periodontal

ligament cells: an in vitro study. *J Periodontol. 2001;72(10):1312-7.*

41. **Kreisler M, Meyer C, Stender E, Daublander M, Willershausen- Zonnchen B e d'Hoedt B**. Clinical Efficacy of Semiconductor Laser Application as an Adjunct to Conventional Scaling and Root Planing. *Lasers SurgMed. 2005;37(5):350-5.*

42. **Laxman KV, Ghosh S, Dhingra K e Patil R.** Effect of Er:YAG or Nd:YAG Laser exposure on fluorosed and Non-fluorosed Root Surfaces: An In Vitro Study. *Laser therapy. 24; 2:93-101.*

43. **Lee JH, Kwon YH, Herr Y, Shin SI e Chung JH.**Efeito da irradiação com laser dopado com érbio: ítrio, alumínio e granada na microestrutura e rugosidade da superfície de implantes jacteados com areia, de grão grande e gravados com ácido. *JPeriodontol Implant Sci. 2011;41: 135-42.*

44. **Lobo TM e Pol DG**. Avaliação da utilização de um laser de díodo de 940 nm como adjuvante na cirurgia de retalho para tratamento da periodontite crónica. *J Indian Soc Periodontol. 2015;19(1):43-8.*

45. **Luchian I, Martu I, Tatarciuc M, Sava A e Martu S.** Utilização de lasers de díodo de 940 nm de comprimento de onda e as modificações morfo-histológicas nos tecidos periodontais. *International Journal of Medical Dentistry. 2013; 3(3): 225-8.*

46. **Maiman TH**. Radiação ótica estimulada em rubi. *Nature. 1960;187: 493-4.*

47. **Miremadi SR, Cosyn J, Schaubroeck D, Lang NP, De Moor RJ e De Bruyn H.** Efeitos do desbridamento da superfície radicular com laser Er:YAG versus

destartarização ultra-sónica - um estudo SEM. *Int J Dent Hygiene. 2014; 12: 273-84.*

48. **Moore J, Wilson M e Kieser JB**. A distribuição do lipopolissacárido bacteriano (endotoxina) em relação às superfícies radiculares periodontalmente envolvidas. *J Clin Periodontol. 1986; 13: 748-51.*

49. **Moritz A, Schoop U, Goharkhay K, Schauler P, Doertbudak O, Wernisch J e Sperr W.** Treatment of periodontal pockets with a diode laser. *Lasers Surg Med. 1998;22(5):302-11.*

50. **Myers TD e Myers WD**. Remoção de cáries in vivo utilizando o laser YAG. *J Mich Dent Assoc. 1985;67: 66-9.*

51. **Nguyen NT, Byarlay MR, Reinhardt RA, Marx DB, Meinberg TA e Kaldahl WB.** Terapia não cirúrgica adjuvante de bolsas periodontais inflamadas durante a terapia de manutenção com laser de díodo: Um ensaio clínico aleatório. *JPeriodontol. 2015;86(10):1133-40.*

52. **Norten LA, Profit WR e More RR**. Inibição do crescimento ósseo in vitro na presença de histamina e endotoxina. *JPeriodontol. 1970; 41:153-7.*

53. **Passanezi E, Damante CA, Rezende RD e Greghi SLA.**Lasers na terapia periodontal. *Periodontol 2000. 2015; 67: 268-91.*

54. **Pirnat S.** Versatilidade de um laser de díodo de 810nm em medicina dentária: Uma visão geral. *J Laser and Health Academy. 2007; 4:1-9.*

55. **Qadri T, Javed F, Poddani P, Tuner J e Gustafsson A.** Efeitos a longo prazo de

uma única aplicação de um laser Nd:YAG pulsado arrefecido a água em complemento da destartarização e alisamento radicular em pacientes com inflamação periodontal. *Laser Med Sci. 2011; 26(6):763-6.*

56. **Qadri T, Poddani P, Javed F, Tuner J e Gustafsson A.** Uma avaliação a curto prazo do laser Nd:YAG como adjuvante da destartarização e alisamento radicular no tratamento da inflamação periodontal. *JPeriodontol. 2010;81(8):1161-6.*

57. **Radvar M, Mac forlane TW, Mac Kenzie D, Whitters CJ, Payne AP e Kinane DF**. Uma avaliação do laser Nd:YAG na terapia de bolsas periodontais. *Br Dental J. 1996; 180 (2): 57-62.*

58. **Reddy KK, Mannava P, Boyapati R, Muttineni RB e Muttineni N.** Evaluation of the clinical efficacy of Xanthan-Based Chlorhexidine Gel (Chlosite) in the non-surgical treatment of chronic periodontitis. *J Res Adv Dent. 2013;2(3):6-12.*

59. **Ribeiro IWJ, Sbrana MC, Esper LA e Almeida AL.** Avaliação do efeito do laser de GaAlAs na raspagem subgengival e no alisamento radicular. *Photomed Laser Surg. 2008; 26(4): 387-91.*

60. **Sbordone L, Ramaglia L, Gulleta E e lacono V.** Recolonização da microflora subgengival após destartarização e alisamento radicular na periodontite humana. *J Periodontol 1990; 61: 579- 4.*

61. **Schwarz F, Aoki A, Becker j e Sculean A.** Aplicação do laser na terapia periodontal não cirúrgica: uma revisão sistemática. *J Clin Periodontol. 2008; 35 (suppl. 8): 29-44.*

62. **Schwarz F, Bieling K, Venghaus S, Sculean A, Jepsen S e Becker J.** Influência da radiação laser Er:YAG controlada por fluorescência, do sistema Vetor e de instrumentos manuais em superfícies radiculares periodontalmente doentes in vivo. *J Clin Periodontol. 2006;33(3):200-8.*

63. **Sgolastra F, Severino M, Gatto R e Monaco A**. Eficácia do laser de diodo como terapia adjuvante ao aplainamento radicular no tratamento da periodontite crónica: uma meta-análise. *Lasers Med Sci. 2013;28(5):1393-402.*

64. **Shafik SS e Kheir AO.** Lasers como adjuvantes da destartarização e aplainamento radicular. *J Oral Laser Applications. 2004;4:55-63.*

65. **Shah C, Modi B, Budhiraja S e Desai K.** Laser e instrumentos manuais para curetagem gengival. *AdvHum Bio. 2013;3(1):37-42.*

66. **Siddharth M e Kaur S.** Low Level Laser therapy as an adjunct to Non surgical periodontal treatment in patients with Chronic Periodontitis- A Review. *J Res Adv Dent. 2014; 3:2s:82-86.*

67. **Singla D, Manjunath RGS, Singh A, Bhattacharya HS, Singh R e Sarkar A.** Desbridamento sulcular assistido por laser. *JDSOR.2015;6(3):145-147.*

68. **Slot DE, Jorritsma KH, Cobb CM e Van der Weijden FA.** O efeito do laser de díodo térmico (comprimento de onda 808-980 nm) na terapia periodontal não cirúrgica: uma revisão sistemática e meta-análise. *J Clin Periodontol. 2014;41(7):681-92.*

69. **Snitzer E**. Optical maser action of Nd+3 in a barium crown glass. *Phys Rev Lett.*

1961; 7: 444-6.

70. **Soares DM, Ginani F, Henriques AG e Barboza CA.** Efeitos da laserterapia na proliferação de células-tronco do ligamento periodontal humano. *Lasers Med Sci. 2015; 30(3): 1171-4.*

71. **Souvik C, Kumar CK, Kumar AV, Kumar TR, Ellora M e Anubha N.** Lasers in Oral Softtissue Surgical Therapy. *Jornal de Pesquisas Avançadas em Ciências Biológicas. 2014; 6 (2): 176-83.*

72. **Stern RH e Sognnaes RF**. Inibição da cárie dentária por laser sugerida pelos primeiros testes in vivo. *J Am Dent Assoc. 1972;85: 1087-90.*

73. **Tezel A, Kara C, Balkaya V e Orbak R.** Uma avaliação de diferentes tratamentos para a estomatite aftosa recorrente e as percepções dos doentes: Laser Nd:YAG versus medicação. *Photomed Laser Surg 2009;27:101-6.*

74. **Theodoro LH, Haypek P, Bachmann L, et al**. Efeito da irradiação com laser de diodo e Er:YAG na superfície radicular: Análise morfológica e térmica. *J Periodontol. 2003; 74: 838-43.*

75. **Theodoro LH, Sampaio JE, Haypek P, Bachmann L, Zezell DM e Garcia VG.**Efeito dos lasers Er:YAG e Diodo na adesão de componentes sanguíneos e na morfologia das superfícies radiculares irradiadas. *J Periodontal Res. 2006;41(5):381-90.*

76. **X.Gao e D. Xing.** Mecanismos moleculares de proliferação celular induzidos por irradiação laser de baixa potência. *J Biomed Sci. 2009; 12;16 (1):40-5.*

77. **Yazami HE, Azehoi N, Ahariz M, Rey G e Sauvetre E.** Avaliação periodontal de um laser Nd:YAP combinado com destartarização e alisamento radicular para avaliação periodontal não cirúrgica. *J Oral Laser Applications. 2004,4:97102.*

78. **Zare D, Haerian A, Molla R e Vaziri F.** Avaliação dos efeitos do laser de díodo (980nm) na inflamação gengival após terapia periodontal não cirúrgica. *J Lasers Med Sci. 2014; 5(1):27-31.*

Anexo 1

PERFORMA

DEPARTAMENTO DE PERIODONTOLOGIA, GNDDC, SUNAM.

"AVALIAÇÃO CLÍNICA DO LASER DE DÍODO EM TECIDOS MOLES COMO ADJUVANTE DA TERAPIA PERIODONTAL NÃO CIRÚRGICA"

Patient's Name- Address and Phone number-

Age- Sex- Date- Tooth-

	Baseline	6 weeks	3 months
Probing Pocket Depth (PPD) (base of pocket to gingival margin)	☒	☒	☒
RelativeAttachment Level (RAL) (base of pocket to cervical end of the stent margin)	☒	☒	☒
Gingival Index (GI)	☒	☒	☒

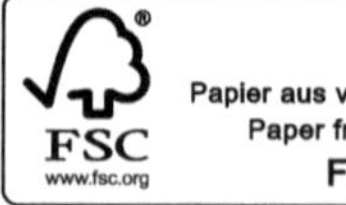

MIX
Papier aus verantwortungsvollen Quellen
Paper from responsible sources
FSC® C105338

Printed by Books on Demand GmbH, Norderstedt / Germany